AF493573

FORMULAIRE
ÉLECTROTHÉRAPIQUE

DU MÊME AUTEUR

ÉLECTRICITÉ :

Précis d'Electricité médicale, 250 p. in-16, ill. Paris, 1891 ; Barcelone, 1893 ; Moscou, 1894.
L'Electricité médicale au XIXe *siècle*, 32 p. in-12, Paris, 1895.
L'Electricité curative, 400 p. in-12, ill. Paris, 1895.
Nouveau Précis d'électricité médicale, 500 p. in-8, ill. Paris, 1895.
Traité de Radiographie, 500 p. gr. in-8, ill. Paris, 1897.
Electricité médicale, 32 p. in-8, ill. Paris, 1898.
L'Ozonoscopie. 20 p. in-8. Montréal, 1898.
Bi-Electrolyse et Pyrogalvanie, 30 p. in-8. Montréal, 1898.
Les Rayons X en pathologie infantile, 30 p. in-8, ill. Paris, 1899.
L'Electricité et ses applications, 200 p. in-16, ill. Paris, 1900.
L'Electroscopie. 30 p. in-8, Montréal, 1900.
L'Electricité et les êtres vivants. (En préparation.)

ŒUVRES DIVERSES :

La Peur, la Pauvreté, broch. Paris, 1886.
La Vaginite et son traitement, 104 p. in-8. Paris, 1888.
Le Magnétisme devant la loi, 50 p. in-8. Paris, 1889.
Les Facultés mentales des animaux, 352 p. in-12, ill. Paris, 1890.
L'Hypnotisme, 330 p. in-12, ill. Paris, 1890; Londres et New-York, 1891.
L'Esprit et l'Ame des Plantes, 30 p. in-8. Amiens, 1893.
L'Hygiène à table, 200 p. in-12. Paris, 1894.
L'Esprit scientifique contemporain, 400 p. in-12. Paris, 1899.
Le Bilan scientifique du XIXe *siècle*. (En préparation.)

FORMULAIRE

ÉLECTROTHÉRAPIQUE

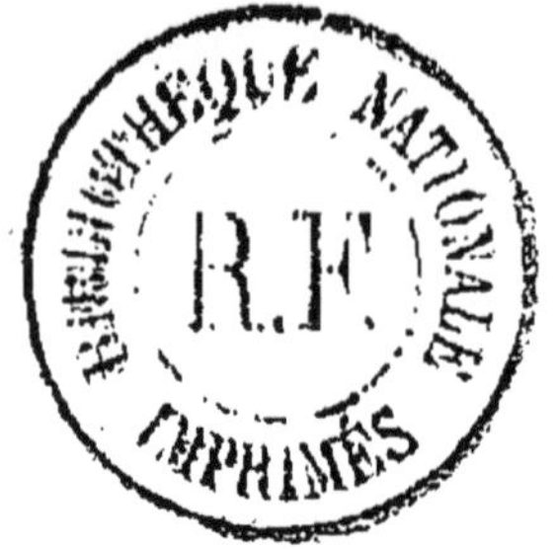

PAR

le Dr FOVEAU DE COURMELLES

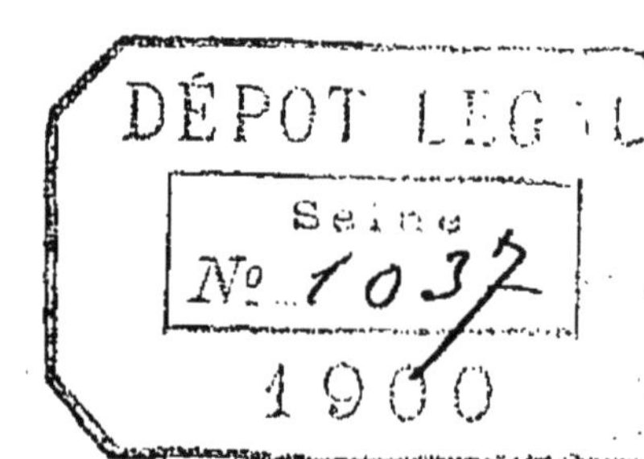

PARIS

OCTAVE DOIN, ÉDITEUR

8, RUE DE L'ODÉON, 8

1900

PRÉFACE

La grande majorité des médecins est aujourd'hui, qu'elle le veuille ou non, obligée de connaître l'électrothérapie pour la conseiller ou l'appliquer. Il est, en effet, des cas pathologiques relevant de l'électricité thérapeutique, et rien que d'elle : tels, certains nævi, angiomes, anévrysmes... D'autre part, certaines applications doivent être conseillées avant toute intervention ; que dirait-on aujourd'hui d'un chirurgien qui, appelé au début d'un convolvulus intestinal, ouvrirait le ventre de son patient au lieu de commencer tout d'abord par l'inoffensif et puissant lavement électrique, préconisé dès 1825 par Leroy d'Étiolles ?... Les rayons X, la lumière, émettent des radiations utiles. Grouper toutes ces données *sous la forme absolument nouvelle* en ce domaine, du *Formulaire*, du *vrai Formulaire*, simple, concis, pratique, facile à consulter, clair en ses indications, nous a paru un idéal pratique que nous avons cherché à réaliser.

Nous avons divisé le livre en deux parties classées par lettre alphabétique, sorte de double et élémentaire *dictionnaire :* les termes électriques et radiographiques employés en médecine et en biologie, de plus en plus nombreux, et rien que ceux-là, d'une part ; les affections morbides et les traitements électriques qui s'y appliquent et dont le champ s'étend de jour en jour, d'autre part.

Pour ne pas tomber dans le travers de certains auteurs qui font commencer l'électrothérapie à eux-mêmes, ne citent qu'eux, ayant rénové ou copié et non pas trouvé comme ils le veulent faire croire, ne parlant que de leurs amis, de leur école, laissant volontairement dans l'ombre tout ce qui leur est antérieur ou leur déplaît, il nous a paru inutile de faire aucune citation, pas même celle de nos propres travaux; ceux-ci ayant d'ailleurs porté, comme originalité ou vérification, sur toutes les matières traitées en ce *Formulaire*, et il en est sur lesquelles nous avons déjà une expérience de près de vingt années; nos lecteurs que la question intéresse retrouveront les traces de nos innovations, de nos appareils originaux, ou des notions plus complètes, en nos leçons de l'École pratique de la Faculté de Médecine de Paris, depuis 1892-1893 (en novembre 1898, nous y annoncions la publication prochaine de ce *Formulaire*), en nos précédents ouvrages, en nos communications à l'Institut (Académie des sciences), à l'Académie de médecine,... en nos conférences à l'hôpital Saint-Louis.... et nous les y renvoyons, sauf, dans ce cas par eux, à tenir compte de certaines modifications thérapeutiques indiquées ici et qu'une plus longue expérience ou des travaux nouveaux ont consacrées.

F. C.

Paris, le 5 février 1900.

FORMULAIRE
ÉLECTROTHÉRAPIQUE

PREMIÈRE PARTIE

FORMULAIRE ÉLECTRO-MÉDICAL

A

ACCIDENTS ÉLECTRIQUES dus à des fils mal isolés, à la foudre. (V. *Commotion*, *Coup de soleil*, *Électrocution*, *Radiopathologie*, *Radiothérapie*, et *Accidents* à la *Thérapeutique électrique*.)

ACCOUPLEMENT. — Manière de réunir ensemble les piles ou les machines d'induction. (V. *Tension*, *Série*, *Batterie* et *Quantité*.)

ACCUMULATEURS. — Piles constantes, à débit régulier, convenant merveilleusement aux applications électrothérapiques, comme au fonctionnement des bobines, moteurs,... Ce sont des piles secondaires, c'est-à-dire impropres à produire elles-mêmes l'électricité, mais lui servant comme de réservoir si on leur donne un courant dans certaines conditions.

En principe, c'est deux lames ou feuilles de plomb enroulées dans le même sens et parallèlement, sans contact ; toutes ces feuilles baignant dans une solution acidulée sulfuriquement à 10 %.

Quand on fait passer un courant continu (2 éléments de Bunsen), par exemple, dans un élément ainsi constitué, c'est-à-dire en fixant le pôle + ou positif du courant primaire à une lame, et le pôle — ou négatif à l'autre lame, l'oxygène se précipite sur la lame correspondant au pôle + et transforme la lame en peroxyde de plomb : c'est le pôle + de l'élément secondaire ; il prend, de ce fait, une couleur « puce » ; la plaque négative qui reçoit l'hydrogène conserve à peu près son ancien aspect. C'est la décomposition, l'électrolyse de l'eau qui met en liberté ses gaz constituants et les oriente ainsi.

Cet accumulateur ne peut être vraiment bon

à l'usage qu'après une longue et lente préparation de la plaque positive; arrivée à un certain degré de transformation, l'élément est « formé », c'est-à-dire qu'il est propre non seulement à recevoir le courant, mais encore à l'emmagasiner et à le conserver; aussi a-t-on depuis remplacé les plaques de plomb, dont la fragilité augmentait avec la qualité accumulatrice, par des plaques cloisonnées, des cylindres avec feuillets multiples, des navettes qui peuvent recevoir, et maintenir, de petites masses de peroxyde de plomb, ou la séparation plus complète des pôles.

Le poids encore assez considérable de ces appareils les a empêchés jusqu'ici d'être aussi pratiques qu'ils le sont à poste fixe, électrolyse, pyrogalvanie... mais on paraît prêt à en réaliser des types gazeux fondés sur la propriété qu'ont divers tissus d'absorber certaines substances, puis de les dégager en des conditions données pour fournir un courant électrique.

La *charge* et le *rendement* des accumulateurs diffèrent avec les types employés.

ACTION CHIMIQUE. — Séparation des éléments de corps complexes, décomposition des tissus liquides, organiques, synonyme d'*électrolyse* (V. ce mot), eschares produites par les courants continus.

Dans les applications simples de courants continus, cette action est redoutée et, pour la réduire au minimum, les électrodes usitées dans ce cas sont toujours très larges, bien appliquées *in loco dolenti*, couvertes de peau, de linge, de tissus qui sont rendus conducteurs par l'eau salée, les liquides médicamenteux, dont on les imprègne, et qui sont du même fait éloignés de l'épiderme. L'action chimique *inévitable* se passe principalement en leur sein. Elle est *monopolaire* ou *bipolaire* selon que l'un des pôles ou les deux agissent.

ACTIONS ÉLECTIVES, ÉLECTRIQUES ET MAGNÉTIQUES. — Attractions qui attirent les pôles ou les substances des corps électrisés, électrolysés, aimantés, au sein des matières inertes ou vivantes.

AIGRETTE. — Jet lumineux émané d'une machine électrique en activité : bobine, machine statique,... et surtout visible dans l'obscurité. (V. *Effluves.*)

AIGUILLES. — Pour l'électrolyse simple, surtout positive, elles doivent être en or ou en platine. Quand on emploie le pôle négatif, elles peuvent être en acier. On se trouve souvent bien d'avoir des aiguilles isolées sur une certaine longueur, de façon à protéger l'épiderme par cet isolement. Pour les électrolyses complexes, la bi-électrolyse, elles sont de dimensions, de formes et de métaux divers, le fer, le cuivre, le zinc, l'aluminium... sont ainsi employés. Pour l'électro-puncture, les aiguilles peuvent être en acier non isolées: le courant d'induction n'ayant pas d'action chimique.

AIMANT. — Oxyde de fer magnétique naturel, ou barreau d'acier spécial qui, soumis à un puissant courant, en l'électro-aimant, emmagasine et conserve une quantité plus ou moins considérable du fluide électrique, attire le fer ou produit sur le cuivre non aimantable des effets d'*induction*; sur les êtres vivants, il peut donner des contractures, des transferts,...

AMALGAME. — Se dit spécialement, en électricité, de l'alliage de mercure avec le zinc généralement mêlé de métaux étrangers et qui se polariserait très vite. Pour amalgamer un zinc, on peut mettre dans une petite quantité d'eau quelques gouttes d'acide sulfurique, décaper le zinc avec cette solution, ajouter quelques grammes de bi-sulfate de mercure, par exemple, et, au moyen d'un chiffon, frotter le zinc, préalablement nettoyé, avec ce mélange; éviter alors d'amener le mercure sur les points de jonction avec un autre métal, soudure, cuivre, etc. : le mercure s'alliant avec eux, même s'ils sont en or ou en argent, les salissant ainsi et les rendant plus fragiles.

AMPÈRE. — Unité d'intensité : courant de 1 volt, agissant sur une résistance de 1 ohm. Le milli-ampère, suffisant en médecine, en est la millième partie.

AMPÈREMÈTRE. — Galvanomètre spécial destiné à mesurer en ampères la quantité d'électricité débitée par des piles ou des accumulateurs, indispensable dans la charge de ces derniers pour lesquels il faut un courant d'un nombre d'ampères fixes pendant un temps déterminé. Formé d'aiguilles aimantées ou d'aimant en fer à cheval, selon le type d'ampèremètre. Il peut généralement rester dans le circuit sans trouble ni pour l'un ni pour l'autre. Placé dans un circuit de galvano-cautère et de cautère, il permet de se rendre compte de la force relativement énorme exigée par le cautère (6 à 30 ampères). Dans l'ampèremètre apériodique, l'aiguille se place instantanément et sans osciller au point voulu, sans les systèmes *astatiques* d'autrefois destinés à supprimer l'action du magnétisme terrestre.

Le *milli-ampèremètre médical* est le même appareil gradué différemment et destiné à de faibles courants.

AMPOULES de Crookes. — Synonymes de *tubes à vide, tubes de Crookes.* (V. ce mot.)

ANESTHÉSIE. — Le pôle positif du courant continu, les radiations des lampes à incandescence produisent souvent une insensibilité utilisée en thérapeutique.

ANION. — Corps qui, dans l'électrolyse, se porte à l'anode; c'est le cas des métalloïdes et des acides.

ANODE. — Pôle inattaqué du courant continu ou positif; par analogie, le courant discontinu ou induit a également une anode, positive, soluble ou insoluble. (V. *Aiguilles.*) Pôle calmant, atrophique et hémostatique.

ANSE GALVANIQUE. — Branche rougie de platine du galvano-cautère. (V. *Pyrogalvanie.*)

ANTICATHODE. — Partie anodique du tube de Crookes où viennent se réfléchir les rayons X et qui doit être dirigée vers la partie malade, que celle-ci soit à examiner ou à soigner ainsi.

ANTISEPSIE. — Actions microbicides de l'ozone, du pôle positif galvanique, du champ électrique.

APÉRIODIQUE. — (V. *Ampèremètre* et *Galvanomètre.*)

AUDIOMÈTRE. — Appareil formé d'une bobine d'induction, d'un téléphone, d'un microphone et de fils appropriés : la neutralité plus ou moins parfaite pour un son déterminé sert à mesurer l'acuité auditive.

AURORE BORÉALE. — Phénomène électrique atmosphérique.

AUTOCONDUCTION. — Malade placé dans le solénoïde de *haute fréquence.* (V. ce mot.)

AUTO-INDUCTION. — (V. *Self-induction.*)

AVERTISSEURS. — Appareils électriques sonnant pour des élévations de température de la chambre d'un malade, un incendie, etc.

B

BAINS ÉLECTRIQUES et **ÉLECTRISÉS**. — Termes génériques souvent confondus et s'appliquant, le premier, aux modalités électriques où le patient est habillé, imbibé de fluide et non de liquide ; le second, à de véritables bains liquides où arrive un courant continu ou discontinu, galvanique ou faradique. Le *bain électrique* est encore dit *franklinien* quand le patient, isolé, est relié à l'un des pôles d'une machine électrostatique (Wimshurst ou Carré) ; ou de *haute fréquence*, pour le courant de décharge des condensateurs, sans isolement, le patient enfermé dans un grand solénoïde (*autoconduction*).

BAINS FARADIQUES. — Bain d'eau salée où arrive par deux plaques métalliques le courant induit.

BAINS GALVANIQUES. — Bain d'eau salée ou médicamenteuse, avec ou sans cloison médiane, ou la main électrisée et placée au dehors, pour séparer ou non les deux pôles du courant continu. Le bain galvanique biélectrolytique le plus actif exige une cloison transversale de caoutchouc où s'introduit le corps du patient ainsi divisé en deux tronçons formant seuls la communication électrique, chacun avec l'un des pôles du courant électrolytique. Selon la nature de l'affection, le bain sera des solutions faibles de sels de fer, de mercure, etc.

BAINS HYDRO-ÉLECTRIQUES. — Bains faradiques et galvaniques.

BAINS DE LUMIÈRE VITALISÉE. — Sorte d'héliothérapie artificielle, par l'usage de nombreuses lampes à incandescence (40 à 50 de 10 bougies, 12 à 15 ampères à 110 volts) éclairant — en un petit espace très restreint, sorte de bain de vapeur où la lumière agit *seule* en ce petit local clos — le patient nu, et dont, seule, la tête émerge au dehors. On peut encore diriger la lumière d'une seule lampe sur une région, un point de l'organisme, et obtenir d'excellents résultats locaux. (V. *Radiothérapie.*) Ce procédé nouveau est très puissant.

BAINS STATIQUES. — Bain électrique du malade habillé, isolé et relié à l'un des pôles d'une machine électrique à frottement.

BALAI. — Faisceau de fils métalliques utilisé pour l'électrisation de la peau avec la galvanisation, la faradisation,... ; se dit encore d'un faisceau identique, de lames métalliques ou de charbon, mais frottant sur le collecteur d'une machine d'induction pour y recueillir le courant.

BATTERIE DE PILES. — *Couplage* des éléments en *quantité*, c'est-à-dire les pôles de mêmes noms reliés ensemble, ce qui augmente leur surface.

BI-ÉLECTROLYSE. — Ce n'est pas là un terme nouveau, c'est aujourd'hui la désignation courante de faits électrolytiques doubles et un peu plus complexes que la simple application du courant continu *in loco dolenti* : il implique des phénomènes de décomposition électro-chimiques, s'appliquant à un médicament surajouté à un tissu morbide. Les deux substances, inerte — médicamenteuse et thérapeutique — vivante — organisée et morbide — s'électrolysant ainsi chacune de leur côté, doublement, et leurs éléments mis en liberté, à l'état appelé *naissant* par les chimistes, peuvent se combiner et produire des réactions curatives. Ainsi l'iodure de potassium en présence de l'eau des tissus vivants, d'un fibrome, par exemple, donnera de la potasse, de l'acide iodhydrique naissants qui ajouteront leurs actions à celles de l'électrolyse du courant continu. Le chlorure de lithium, le carbonate de lithine, avec leurs transports d'*ions* décomposés par le courant qui apporte l'énergie nécessaire, chaleur ou mouvement, auront de même des effets curatifs dans la goutte, et la double décomposition des tophi et du sel lithiné échappera aux lois de Berthollet sur la formation des sels insolubles. Avec des anodes solubles en cuivre, fer, nickel, aluminium..., on aura des oxychlorures caustiques, thérapeutiques ou microbicides : les bacilles pyocyaniques, en présence du pôle positif, cuivre ou iodure de potassium surajoutés, perdent rapidement leur faculté sécrétoire. Avec l'eau salée, l'acide chlorhydrique, formé et naissant, aura son action propre. Les maladies aiguës sont, comme maintes affections chroniques, passibles de guérison ou d'amélioration par la bi-électrolyse. (V. *Abcès*, *Métrite*.) Si plus de deux corps sont en présence, on aura la *poly-électrolyse.*

En hygiène, la bi-électrolyse sert à la désinfection de certaines villes maritimes, en utilisant les eaux salées soumises à des courants continus pour ainsi dégager du chlore au contact des substances en décomposition et ainsi les détruire.

BI-POLAIRE. — Électrodes spéciales

reliées aux deux pôles du courant, galvanique ou faradique.

BOBINE. — Appareil d'*induction* (V. ce mot), interrompant au moyen de trembleurs, interrupteurs,... le courant continu, constant, de pile qui lui est envoyé et lui donnant ainsi des propriétés nouvelles, formant un courant induit, discontinu, faradique,... (V. *Courant.*) L'appareil est formé, en réalité, de deux bobines de fils de cuivre : l'une, primaire, recevant le courant continu qu'un trembleur ou un interrupteur modifie; l'autre, secondaire, traduisant par influence ces répercussions de la première et reliée au malade à faradiser, ou encore aujourd'hui au tube de Crookes produisant les rayons X.

Les bobines pour les applications thérapeutiques sont à gros, moyen ou petit fil, selon les effets à obtenir : le gros fil a une action superficielle, il convient mieux aux muscles à fibres lisses (estomac, vessie), donne moins de tension et plus de quantité; la bobine à fil fin donne également des contractions énergiques, mais souvent douloureuses.

BOITE DE RÉSISTANCE. — *Ohmmètre...* Appareils, **rhéostats** (V. ce mot), servant, par comparaison, à mesurer la résistance du corps humain (méthode du pont de Wheatstone plus ou moins modifiée), très difficile à déterminer à cause de la polarisation.

BOUTEILLE DE LEYDE. — (V. *Condensateur.*)

C

CAGE DE FARADAY. — Appareil pour montrer que l'électricité se porte à l'extérieur des corps. Employée dans l'étude des rayons de Rœntgen.

CALORIE. — Quantité de chaleur pour élever un kilogramme d'eau de 0 à 1 degré, la *petite calorie* généralement usitée en est la millième partie, exige en énergie électrique 4,17 watts.

CAPACITÉ. — Terme réservé ou à peu près à l'électricité statique et désignant la quantité d'électricité pouvant s'accumuler sur une boule et proportionnelle à son rayon : le potentiel multiplié par celui-ci (C = RV).

CASQUE VIBRANT. — Casque relié à un moteur électrique et vibrant sur la tête du neurasthénique.

CATAPHORÈSE. — Transport des médicaments dans les organes internes au moyen de l'électricité, statique, faradique, galvanique. Nom souvent impropre, dans le cas surtout de la galvanisation, car il n'indique qu'une partie du phénomène; en réalité, il y a, par les piles, double action chimique ou *bi-électrolyse*, et sur les médicaments dont à la fois une partie des éléments reste à l'état indécomposé et une partie passe dans l'organisme, et réagit sur les tissus vivants. Les éléments transportés sortent de combinaison à l'état de condensation ou de combinaison homogène dit quelquefois *état naissant*.

CATHION. — Corps qui, dans l'électrolyse, se porte au pôle négatif: c'est le cas des métaux et des bases.

CATHODE. — Pôle d'une pile qui s'attaque (*négatif*, *zinc*) : irritant, hypertrophique et hémophylique.

CAUTÈRE chimique, galvanique, thermique. — (V. *Électrolyse* et *Pyrogalvanie.*)

CAUTÉRISATION GALVANIQUE. — (V. *Pyrogalvanie.*)

CHAINE GALVANIQUE. — Chaîne

d'éléments voltaïques pour appliquer sur la peau.

CHAMP ÉLECTRIQUE et **MAGNÉTIQUE.** — Portion de l'espace où se fait sentir l'action d'un système électrique ou magnétique, des courants de haute fréquence, des rayons cathodiques, des dynamos, des aimants... zone d'action qui se traduit par des phénomènes électriques, attractions, et illuminations d'écrans, de lampes, de tubes à vide...

CHARGE. — Synonyme de *masse* électrique et de *quantité* d'électricité.

CHAUFFAGE. — Se fait par des résistances qui, recevant le courant en court circuit, s'échauffe et échauffe le voisinage, eau...

CHEVAL (Puissance d'un).— Puissance de 75 kilogrammètres ; capable d'élever en une seconde un poids de 75 kilogrammes à 1 mètre de hauteur.

CHOC EN RETOUR. — Phénomène d'électricité atmosphérique expliquant certains accidents.

CHRONOGRAPHE électrique. — Variété d'enregistreur de phénomènes.

CHUTE DE POTENTIEL. — Nom donné par Ohm à la différence entre l'état électrique de deux corps, ou même de deux portions d'un seul et même corps, formant un même circuit.

CINÉMATOGRAPHIE. — Rotation par un moteur électrique de diverses photographies instantanées reproduisant par leur superposition due à la persistance des impressions lumineuses toutes les phases et la vie d'un phénomène, d'une opération chirurgicale...

CIRCUIT. — Combinaison d'une pile avec les points d'application et les divers instruments usités en médecine : rhéophores, tampons, plaques, etc. (V. *Établissement d'un circuit, Court circuit, Circuit fermé, ouvert...*)

CIRCUIT FERMÉ. — Quand aucune solution de continuité n'existe dans les accessoires d'application d'un courant et l'application elle-même. Le galvanomètre, dans ce cas, et seulement dans ce cas, donne des indications.

CIRCUIT OUVERT. — Solution de continuité en un point quelconque d'un circuit et empêchant le passage du courant, ou lorsque les rhéophores ne sont pas encore appliqués sur le patient; le galvanomètre ne fournit alors aucune indication, cette absence de déviation de son aiguille est la meilleure preuve du non-passage du courant, quoi qu'en dise parfois un malade suggestif.

COHÉREUR. — Autre appellation du *radioconducteur* (V. ce mot).

COLLECTEUR. — Organe des piles, des rhéostats, des condensateurs, des machines induites, recueillant l'électricité en un ou plusieurs points, en des touches qui donnent ainsi à volonté des fractions diverses ou la totalité du courant.

COMBINATEUR. — Appareil amenant aux mêmes points et à la fois les courants voltaïque et faradique, ou seulement l'un des deux.

COMMOTION. — Effet physiologique désagréable, produit par une chute de potentiel de quelques volts.

COMMUTATEUR. — *Interrupteur* (V. ce mot) particulier, avec ou sans renversement du courant.

COMPTEUR ÉLECTRIQUE. — Les

courants des secteurs d'éclairage, continus ou alternatifs, ont des appareils à mouvements d'horlogerie, pouvant servir à connaître en *watts* la quantité d'énergie électrique consommée.

CONDENSATEUR. — Accumulateur momentané et spécial d'électricité statique ou induite formé par des lames d'étain séparé par des isolants, lames de verre, ébonite... Prend instantanément l'électricité, se *décharge* en partie ou en totalité, pouvant produire, même avec des potentiels élevés, des effets physiologiques et thérapeutiques curieux : *courants de décharge des condensateurs*, dits de *haute fréquence*.

CONDUCTEURS. — Fils, tampons, électrodes, amenant le courant aux points d'utilisation.

CONDUCTIBILITÉ ÉLECTRIQUE. — Propriété des corps d'être plus ou moins perméables au passage de l'électricité — *bons conducteurs* ou *isolants* — avec les transitions entre ces deux classes.

CONSTANTE. — Donnée relative aux piles dont on suppose par genre le potentiel invariable, alors que la *polarisation* empêche de donner toujours les mêmes effets pour un travail chimique déterminé ; il n'existe que des piles plus ou moins constantes. La *constante d'un galvanomètre* est l'intensité du champ supposé uniforme dans lequel se trouve l'aiguille lorsque l'instrument est traversé par l'unité du courant.

CONTACT. — Point de jonction du courant à une borne, un fil, une électrode. Se défier des oxydations qui y empêchent le passage du courant électrique, même pour un appareil en bon état. Les surfaces de contact doivent toujours être métalliques, en cuivre de préférence, bien décapées, bien propres.

COULOMB. — Unité de quantité : représentant la quantité d'électricité débitée pendant une seconde, par un courant de un ampère.

COUP DE SOLEIL ÉLECTRIQUE. — Véritable phénomène d'insolation, de rubéfaction de la peau, produit surtout par la soudure électrique, par les lampes à arc, les rayons X, les bains de lumière...

COUPE-CIRCUIT. — Plomb fusible qui

se fond sous l'action d'un courant trop fort et évite les accidents.

COUPLAGE. — *Accouplement* (V. ce mot) des piles en *batterie* ou *quantité*, en *série*, *tension* (V. ces mots).

COURANT. — Flux d'électricité traversant un conducteur dont les extrémités sont à des potentiels différents.

COURANT ALTERNATIF. — Courant dans lequel les pôles se présentent l'un après l'autre, avec une fréquence qui peut varier à l'infini. Les appareils d'induction usités en médecine offrent des courants de ce genre, ce qui explique pourquoi ils ne peuvent être mesurés par les galvanomètres ordinaires dont l'aiguille, en ce cas, sollicitée constamment en des sens inverses, ne peut trouver le temps suffisant pour se fixer en un point déterminé. Les grandes machines dynamo-électriques sont souvent à courants alternatifs ; leur rôle s'accentue même de jour en jour et les accumulateurs ne peuvent être directement chargés par elles. On a trouvé, en 1898, le moyen de les utiliser directement dans les bobines productrices des rayons X.

COURANT ASCENDANT. — Courant

présentant le pôle positif le plus loin du centre nerveux, et le pôle négatif le plus près de ce même centre nerveux.

COURANT CENTRIFUGE. — Courant descendant (V. ce mot).

COURANT CENTRIPÈTE. — Courant ascendant (V. ce mot).

COURANT CONSTANT ou **continu, galvanique.** — Courant de débit invariable, c'est-à-dire dont la source d'électricité, ainsi que les résistances extérieures ne varient pas. Un courant est constant, quand un galvanomètre, placé dans le circuit n'accuse aucune variation pendant une application, se concentre en *quantité* ou en *tension* (V. ces mots) selon les effets à produire : pyrogalvanie par l'anse galvanique ou électrolyse du corps humain.

COURANT CONTINU. — Courant de pile constante.

COURANTS DE DÉCHARGE DES CONDENSATEURS, dits à tort de **haute fréquence.** — Courants pris en dérivation, sur un solénoïde en court circuit, aux armatures externes de deux bouteilles de Leyde dont les armatures internes reliées à une bobine d'induction ou à une machine électrostatique se déchargent. Les effets physiologiques dépendent peu de la rapidité des décharges, de la *fréquence* en un mot, car si l'on reçoit *directement*, en se reliant aux armatures externes, le courant de décharge, il est insupportable et très douloureux, *quelle qu'en soit la haute fréquence*. Si, au contraire, on interpose un fil métallique, ou mieux un solénoïde de cuivre, et qu'on fixe le patient en dérivation sur ce court-circuit, avec ou sans résonnateur, le courant devient indolore, agit localement, donne des effluves, calme les démangeaisons, les douleurs. S'il s'agit d'un simple solénoïde, plus grand, pouvant renfermer le patient, allumant à distance une lampe à incandescence, l'action du champ électrique ainsi formé active les combustions organiques, aide à comburer la graisse des obèses, le sucre des diabétiques, c'est l'application générale; elle peut encore se faire, le patient couché sur un lit isolé, *condensateur*, et le solénoïde non fermé en un cercle entier, quoique formant un circuit parfait placé sur le lit.

COURANT DE FERMETURE. — Courant instantané obtenu quand on ferme le circuit d'un courant et qui, étant en sens contraire de celui-ci, le diminue d'autant.

COURANTS DE HAUTE FRÉQUENCE. — (V. *Courants de décharge des condensateurs.*)

COURANT DESCENDANT, ou **centrifuge.** — Où le pôle positif est le plus près du cerveau et le pôle négatif le plus éloigné. Exemple : Un bras qui porte le pôle + à l'épaule, le pôle — à la main, est soumis à un courant descendant.

COURANTS DE VILLE. — Appellation ordinaire des courants des *secteurs d'éclairage* (V. ce mot).

COURANT D'INDUCTION. — (V. *Courants induits.*)

COURANTS DIPHASÉS ou **sinusoïdaux** (V. ce mot).

COURANT D'OUVERTURE. — Courant qui se produit par la rupture d'un circuit et qui s'ajoute au courant principal; son effet se traduit par une secousse violente spéciale. Quand, dans un appareil d'induction, on a produit un courant de fermeture (V. ce mot), et qu'on donne la liberté au ressort ou au bouton qui a été intéressé dans ce but, le trembleur se « décolle » et le courant d'ouverture se produit avec le *courant de fermeture* (V. ce mot), on a là deux éléments importants pour apprécier la *réaction de dégénérescence.*

COURANTS DISCONTINUS. — Courants continus dans lesquels on produit des interruptions, ou, plus généralement, courants induits, intermittents.

COURANTS FARADIQUES ou **DISCONTINUS** (V. ce mot).

COURANT FERMÉ. — Quand il n'y a pas de solution de continuité du pôle + d'une batterie à son pôle —, en passant par tous les organes intermédiaires.

COURANT FERMÉ SUR LUI-MÊME, ou *court circuit* (V. ce mot).

COURANTS GALVANIQUES. — Courants directs de la pile ou *continus* (V. ce mot).

COURANTS GALVANO-FARADIQUES.— Courants galvaniques avec interterruptions rythmées par un interrupteur ou mieux par un mouvement d'horlogerie qui produit, dans le trajet du courant continu, à intervalles réguliers, des *courants de fermeture* et surtout d'énergiques *courants d'ouverture.*

COURANTS INDUITS, INTERMITTENTS ou **INTERROMPUS**. — Courants continus, dans lesquels l'action du courant est plus longue que l'interruption. (V. *Induction.*)

COURANTS LABILES. — Courants continus déplacés sur la région.

COURANTS POLYPHASÉS.—(V. *Courants triphasés et sinusoïdaux.*)

COURANTS SINUSOÏDAUX OU DIPHASÉS. — Courants à ondes régulières, dont les variations peuvent être représentées par une sinusoïde. Chaque courant va d'une intensité déterminée à zéro et remonte, sans choc, en changeant de sens, de zéro à la même intensité, pour recommencer le même cycle indéfiniment. Peut s'obtenir manuellement, avec un courant continu ; automatiquement, par deux prises de courant, placées à égale distance sur la circonférence de la dynamo génératrice. Action thérapeutique encore plutôt limitée et faible.

COURANTS STABILES. — Courants continus séjournant *in loco dolenti.*

COURANTS STATIQUES INDUITS. — Courants spéciaux de décharges des condensateurs reliés à une machine à frottement par leurs armatures internes ; une armature externe étant reliée au sol, et l'autre au malade non isolé par une électrode ; les fluides des deux excitateurs de la machine se déchargent par des étincelles jaillissant entre deux boules à des distances et des durées faciles à graduer.

COURANTS TERRESTRES. — Dus au magnétisme de la terre; en tenir compte pour calmer les insomnies de certains nerveux, en plaçant leur lit parallèlement ou perpendiculairement au méridien magnétique.

COURANTS TRÈS FAIBLES. — Expression défectueuse qui trouve son excuse dans les moyens encore incomplets ou difficiles de mesure pour les courants d'induction ; et, pendant longtemps, dans l'insuffisance notoire des moyens de mesure du courant continu. Légère sensation chez le malade, lui donnant seulement la conviction du passage du courant, sans aucune impression pénible.

COURANTS TRIPHASÉS, TÉTRAPHASÉS, POLYPHASÉS. — Courants partiels pris à courte distance sur la circonférence d'une dynamo, ce qui forme des courants induits indolores. On en a, en ces derniers temps, exagéré les propriétés physiologiques et thérapeutiques constatées jusqu'ici.

COURANTS VOLTAÏQUES. — Courants formés sur la peau par deux métaux différents et séparés : cuivre et zinc, zinc irritant et argent cicatrisant ou positif..., c'est là le principe des chaînes, bagues, bracelets, plaques voltaïques ou électriques. Souvent, pour former le courant, on aide à la perspiration cutanée et conductrice, par des tissus imbibés et juxtaposés aux métaux.

COURT CIRCUIT. — Réunion des deux pôles d'un courant dans un endroit quelconque d'un circuit, mais trop voisin du générateur. *Une pile* destinée à faire fonctionner un appareil d'induction dont les pôles se toucheraient avant leur arrivée dans l'appareil aurait un *court circuit. Un trembleur* d'appareil qui resterait collé contre son électro-aimant serait la conséquence d'un *court circuit. Une pastille*, qui se décolle dans un accumulateur et qui touche deux plaques en même temps, forme un *court circuit. Une électrode métallique* placée sur un collecteur de courants continus en marche forme un *court circuit. Deux électrodes de cou-*

rants continus, mises l'une sur l'autre, forment un *court circuit*. Dans les appareils à courants continus de pile, le court circuit est un ennemi dangereux, le groupement en tension des éléments amenant toute la batterie à l'unisson des éléments polarisés par le court circuit. (V. *Polarisation*.)

Le *court circuit*, en un mot, est pour la pile, ce qu'est l'arrachement du robinet à un réservoir d'eau de capacité déterminée, avec dérivation et perte de cette eau.

Quand le court circuit est momentané, le résultat peut être seulement mauvais, certaines piles, comme la pile Leclanché par exemple, offrant la propriété de se reconstituer d'elles-mêmes après un certain repos. Si le court circuit se prolonge, on peut facilement conclure que la durée de la pile ne sera plus qu'une question de capacité ou d'activité. Pour certains accumulateurs, même pour un temps très court, ils sont souvent détruits, ainsi mis hors d'usage.

COUVEUSE ÉLECTRIQUE. — Appareil à température constante pour les enfants nés avant terme.

CROOKES (Tubes de). — (V. *Tubes*.)

CURETTAGE ÉLECTRIQUE. — (V. *Pyrogalvanie*. — *Abcès*, *Métrites* à la 2e partie.)

D

DÉBIT. — (V. *Coulomb* et *Watt.*) La quantité d'électricité traversant une section de conducteur en une seconde.

DÉCHARGE. — Phénomène ramenant à l'état neutre un corps électrisé. (V. *Mise au sol.*)

DÉGÉNÉRESCENCE (Réaction de). — Phénomène d'insensibilité organique à la faradisation, parfois accompagnée de réaction musculaire et nerveuse plus grande au pôle positif et à l'ouverture du courant continu, contrairement à la normale. Elle n'est pas absolue, certains hystériques à motilité volontaire conservée la présentent. (V. *Résistance.*)

DÉPOLARISATION. — Absorption de l'hydrogène dans les piles soit chimiquement par des substances fournissant de l'oxygène, soit mécaniquement par des treillis mécaniques qui font cheminer au dehors les bulles gazeuses.

DÉRIVATION. — Prise d'une portion de courant sur un circuit fermé, sur un courant de secteur avec un voltmètre qui en donnera le potentiel, sur le courant de décharge des condensateurs fermés sur un solénoïde...

DI-ÉLECTRIQUE. — Synonyme de corps isolant ou mauvais conducteur de l'électricité.

DI-ÉLECTROLYSE. — Synonyme de **bi-électrolyse** (V. ce mot); est moins fréquemment employé.

DISTANCE EXPLOSIVE. — Longueur maxima de l'étincelle entre deux conducteurs et dépendant de leur différence de potentiel.

DOUCHE ÉLECTRO-STATIQUE : ASCENDANTE ET DESCENDANTE. — Le sujet isolé est placé sous le peigne statique relié au pôle négatif ou positif, alors que le tabouret isolant reçoit de l'électricité positive ou négative.

DOUCHE STATIQUE. — Se prend sous un appareil spécial à pointes métalliques laissant échapper l'électricité sous forme de vent.

DYNAMO-ÉLECTRIQUE (*Machine*). — Machine d'induction dans laquelle le champ magnétique est produit par des électro-aimants. Donne des courants continus ou des courants alternatifs utilisables en médecine avec des rhéostats appropriés.

DYNE. — Unité (C. G. S.) de force. C'est l'intensité d'une force constante capable d'imprimer à l'unité de masse une accélération de un centimètre par seconde.

E

EAU SALÉE. — Liquide conducteur, généralement utilisé pour toutes les applications d'électricité médicale. Mettre 10 grammes de sel de cuisine pour 100 grammes d'eau ordinaire froide ou chaude..

ÉBONITE ou **CAOUTCHOUC DURCI.** — Isolant utilisé surtout comme plateaux de machine statique.

ÉCLAIRAGE ÉLECTRIQUE. — Introduction de petites lampes à incandescence dans les cavités organiques.

ÉCRAN ÉLECTRIQUE. — Cages métalliques enfermant les appareils de mesure — ou lame d'aluminium empêchant les rayons X, au début de leur emploi ou encore pour les longues poses, de brûler les patients.

ÉCRAN FLUORESCENT. — (V. *Fluorescence.*)

EFFLUVATION. — Traitement par les *effluves.*

EFFLUVES. — Souffle obtenu par la machine statique ou la haute fréquence au moyen de l'excitateur à pointe présenté sur la région affectée, le malade étant sur le tabouret auquel aboutit un pôle de la machine.

EFFLUVOGRAPHIE ou **EFFLUVIOGRAPHIE.** — Action de l'effluve sur la plaque photographique qu'elle peut impressionner comme les *rayons X* (V. ce mot), en reproduisant des objets à travers des corps opaques.

ÉLECTION. ACTIONS ÉLECTIVES. — L'électricité se montre parfois inactive sur les organes sains recevant directement son action et, au contraire, accuse son efficacité sur les parties malades. Ce *pouvoir électif* est indubitable, sinon ce serait nier l'action locale des médicaments pris par la bouche ou en injections hypodermiques. (V. *Électroscopie.*) Il est démontré par les résultats plus rapides que donne l'application électro-médicamenteuse faite dans le voisinage des organes lésés. Les corps à l'*état naissant* qui se forment ainsi ont des affinités chimiques plus puissantes qui les rendent éminemment plus actifs. (V. *Électrolyse médicamenteuse* ou *Bi-électrolyse.*)

Et, à propos de ces actions électives, il est bon de faire remarquer combien sont peu assises les théories électriques. En effet, dans la galvanoplastie, le cuivre, qui est alors un corps pulvérulent, ni aimanté ni aimantable, plus lourd que la solution de sulfate de cuivre, conducteur comme cette même solution, n'ayant, par conséquent, aucune raison de contrarier toutes les lois physiques connuse, et notamment celles de la pesanteur, monte, *lévite*, grimpe en quelque sorte sur l'électrode négative qu'il recouvre.

ÉLECTRICITÉ ATMOSPHÉRIQUE. — Fluide ambiant, réagissant sur les sujets nerveux qui sentent les orages et, même dans l'obscurité d'une chambre bien close, perçoivent les éclairs du dehors. — Produit l'*ozone* (V. ce mot), les éclairs, le tonnerre, les aurores boréales. Se produit par le frottement des nuages, le travail de condensation de la vapeur d'eau, le heurt des vagues, le choc de l'air et du vent sur le sable des déserts ; ainsi, au Sahara, par les temps de siroco, l'air est très électrisé, les tentes frôlées par les cheveux crépitent, les selles des chameaux touchées donnent des secousses.

ÉLECTRICITÉ STATIQUE ou **FRANKLINIENNE.** — Courant électrique produits par le frottement de plusieurs organes, dans les machines médicales de Carré et de Wimshurst notamment. Ce fluide est analogue au précédent.

ÉLECTRISATION. — Mode de traitement électrique, localisé ou général.

ÉLECTRISATION GALVANIQUE. — Courant continu.

ÉLECTRISATION INDUITE. — Courant discontinu ou d'induction.

ÉLECTRO-ACOUMÈTRE ou **AUDIOMÈTRE.** — Ingénieux appareil mesurant l'acuité auditive : bobines influencées et reliées à des téléphones et dont l'éloignement du sujet détermine la valeur de sa puissance d'ouïe.

ÉLECTRO-AIMANT. — Bobine de

forme quelconque présentant un faisceau en fer recuit séparé par une légère membrane, le plus souvent du bois et du fil de cuivre recouvert de soie ou de coton. Ce fil est disposé par hélices dont le nombre peut varier à l'infini. Quand une pile se trouve réunie par ses deux pôles aux extrémités du fil, le faisceau magnétique s'aimante et acquiert ainsi toutes les propriétés attractives de l'aimant. Cette aimantation cesse d'ailleurs avec le courant. Si on fait tourner cet électro-aimant entre les deux pôles d'un aimant, le faisceau magnétique s'aimante par influence et produit, dans le fil dont il est couvert, un courant électrique variable avec la vitesse, le rapprochement de l'électro et des pôles de l'aimant, la quantité ou le diamètre du fil placé sur l'électro-aimant.

ÉLECTROBIOLOGIE. — Terme qui, depuis 1840, désigne la science des phénomènes électriques des êtres vivants, de *galéanthropie*, d'attractions des choses par certains humains,...

ÉLECTRO-CHIMIE. — *Électrolyse* (V. ce mot) organique.

ÉLECTROCUTION. — Emploi de l'électricité, et mieux des courants continus qui détruisent, que des courants alternatifs qui inhibent et ne tuent que peu ou point, pour supprimer les criminels de la société. Procédé employé en Amérique, encore à perfectionner.

ÉLECTRODES. — Organes de réunion de l'appareil et du sujet : *tampons*, *aiguilles*, *tiges*, *balais* (V. ces mots), — solubles ou insolubles ; — *impolarisables*, quand avec l'organisme il ne peut se former de courants de polarisation ; *indifférentes* (V. ce mot, *Pôle perdu* ou *en*).

ÉLECTRO-DIAGNOSTIC. — Examen des réactions électriques, de l'*électrotonus*, d'un malade, afin de déceler l'intégrité ou la morbidité d'un muscle ou d'un nerf et arriver au diagnostic différentiel des lésions centrales ou périphériques.

ÉLECTRO-ENDOSCOPE. — (V. *Endoscope.*)

ÉLECTROFUMIGATION. — Électrisation d'un malade dans un bain de vapeur, courants continus ou discontinus. On peut encore fermer le circuit électrique : une électrode étant sur le patient, par une douche de vapeur ou de liquide reliée à l'autre pôle, métalliquement par la canalisation.

ÉLECTROGÈNE. — Appareil générateur

d'électricité, existe chez certains animaux qui, irrités, peuvent lancer des décharges électriques.

ÉLECTROLYSE. — Action chimique du courant continu, variable avec le pôle employé: le positif est atrophique, calmant, hémostatique, alors que le négatif est hypertrophique, irritant, hémophylique.

ÉLECTROLYSE CIRCULAIRE. — Traitement des rétrécissements par des olives négatives.

ÉLECTROLYSE CUPRIQUE. — Électrolyse avec une anode soluble en cuivre.

ÉLECTROLYSE INTERSTITIELLE. — (V. *Bi-électrolyse.*)

ÉLECTROLYSE LINÉAIRE, ou **URÉTHROLYSE.** — Méthode opératoire des rétrécissements organiques par une lame électrolytique négative. —(V. *Électrolyse circulaire.*)

ÉLECTROLYSE MÉDICAMENTEUSE, ou **BI-ÉLECTROLYSE** (V. ce mot).

ÉLECTROLYSE NÉGATIVE. — Le pôle négatif est le pôle actif.

ÉLECTROLYTE. — Corps ou substance susceptible d'être décomposé par le courant.

ÉLECTROMÈTRE. — Instrument mesurant des différences de potentiel.

ÉLECTRO-MASSAGE. — Faradisation utérine avec des électrodes à capuchon spéciales; ou induction appliquée dans une main de l'opérateur, celui-ci fermant le circuit à travers le corps du patient et le sien, main agissant pour effectuer le massage approprié. Se dit encore du massage mécanique par des tampons que meuvent un moteur électrique.

ÉLECTROPHYSIOLOGIE. — Étude des réactions électriques des êtres vivants.

ÉLECTRO-PUNCTURE. — Cautérisation produite par l'action chimique d'un courant ou mieux l'irritation produite par des aiguilles reliées à un courant induit et enfoncées dans les tissus.

ÉLECTROSCOPIE. — Mesure d'électricité vitale dégagée par les réactions chimiques digestives. On prend un aliment imbibé de salive ou de suc gastrique et l'on mesure l'écart des feuilles d'or d'un électromètre condensateur ou encore la déviation d'un galvanomètre apériodique extrêmement sensible. L'organisme peut être, par suite, considéré comme une série de piles avec pôles permettant les actions électives par rapport à tel aliment ou médicament déterminé. (V. *Élection.*)

ÉLECTROTONUS. — *État électrotonique*, ou d'un nerf parcouru en partie par un courant constant. La partie placée près du pôle négatif est plus irritable que celle placée près du positif qui est en *état anélectrotonique.*

ÉLÉMENT. — Mot généralement mal utilisé, qui s'emploie pour désigner une pile, ou pour désigner les pôles d'une pile. Il ne devrait être employé que dans le premier sens.

ENDODIASCOPIE. — Terme récent désignant l'introduction indolore de certains tubes de Crookes dans les cavités organiques pour diminuer l'épaisseur à traverser par les rayons X.

ENDOSCOPE. — Petite lampe à incandescence introduite dans l'urèthre et permettant d'y voir les calculs, dans le nez, la gorge..., pour y voir les polypes.

ENDOSMOSE. — Transport d'un liquide ou d'une substance soluble et dissoute à travers une cloison poreuse sous l'action et dans le sens d'un courant.

ÉNERGIE. — Travail électrique ou résultat d'une source d'électricité agissant sur une résistance donnée pour un travail déterminé.

ÉPILATION ÉLECTROLYTIQUE. — Destruction des follicules pileux par une aiguille négative. (V. *Hypertrichose*, 2e partie.)

ERG. — Unité absolue C. G. S. de travail. C'est le travail fourni par l'unité de force (*dyne*) quand son point d'application se déplace de 1 centimètre dans sa direction. Le kilogrammètre vaut 981 × 10 ergs.

ESCHARRES. — Brûlures cutanées ou profondes par *action chimique*, *électrolyse*, *rayons* X (V. ces mots) à éviter, indolores généralement, mais très lentes à guérir.

ÉTABLISSEMENT ou **FERMETURE**

D'UN CIRCUIT. — Disposition des instruments de façon qu'ils fonctionnent quand on réunit les points extrêmes du groupe. Les appareils sont, généralement, disposés en tension, c'est-à-dire que, partant d'une borne de la pile ou de la batterie de piles, la borne +, par exemple, on fixe le fil dans l'une des bornes de l'appareil, sonnerie, galvanomètre, etc., on part avec un autre fil de la deuxième borne de cet appareil et on va s'attacher métalliquement à l'une des bornes du deuxième instrument. Enfin, un fil part de la deuxième borne du deuxième instrument pour représenter l'un des pôles du courant. De la deuxième borne de la pile part un fil qui se dirige directement vers le premier, sans aucun arrêt dans son trajet; quand on réunit ces deux fils, les appareils, galvanomètre ou sonnerie, fonctionnent.

ÉTAT ÉLECTRIQUE. — *Permanent* ou *variable*, selon que le courant qui le produit est constant ou non.

ÉTAT NAISSANT. — État spécial d'un corps sortant de combinaison, produit facilement par un courant continu, qui électrolyse, soit les sécrétions diverses de l'économie, soit un médicament surajouté. (V. *Bi-électrolyse.*)

Par définition même, l'état naissant est l'état incontestablement très actif, au point de vue chimique, d'un corps sortant de combinaison, par l'action de la chaleur, de l'électricité, ...par double décomposition..., et cela parce qu'il se dégage alors de la chaleur, parfois de la lumière, et toujours un mouvement physique, vibratoire, qui favorise les affinités. Le courant continu, électrolytique, produit donc *forcément* l'état naissant. Le corps jouit d'une action considérable, particulièrement remarquable dans l'électrolyse, non seulement par l'effet immédiat, quelquefois fort appréciable, mais surtout par les effets consécutifs à l'action principale, qui produisent un travail de modification énorme dans l'économie, travail souvent nul en apparence et se traduisant parfois longtemps après. L'état naissant condense les molécules, suractive leur action, produit l'ozone...

ÉTINCELLE ÉLECTRIQUE. — Trait de feu entre deux corps électrisés, éclair en miniature produit surtout en thérapeutique par la machine statique.

EXCITATEURS. — Nom donné aux *électrodes* qui visent principalement à l'action chimique. (V. *Électrolyse*.)

EXCITATION GALVANIQUE. — Action sur les muscles ayant pour base le courant continu.

EXCITATIONS RYTHMÉES. — Interruptions du courant. Elles sont souvent fournies par des instruments spéciaux, interrupteurs, renverseurs, ou mouvements d'horlogerie ouvrant le circuit automatiquement et régulièrement.

EXOSMOSE. — Phénomène inverse de l'*endosmose*, sortie d'excréta morbides à travers des membranes poreuses pouvant être activées par l'électricité.

EXPLORATEUR-EXTRACTEUR. — Appareil basé sur les différences de conductibilité entre l'organisme et un corps étranger pour déceler celui-ci : une aiguille aimantée en présence d'un éclat de fer s'oriente vers lui ; un stylet double relié aux deux pôles d'un courant fermera celui-ci en rencontrant un métal. Les rayons X rendent aujourd'hui inutile cet appareil curieux et très précieux lors de son invention.

EXTRA-COURANT. — *Courant d'ouverture* ou *de fermeture* (V. ce mot) dans le circuit principal indicateur.

F

FANTOME MAGNÉTIQUE. — Figures obtenues sur du papier recouvrant un aimant, en le saupoudrant de limailles de fer, ces figures concentriques sont des *lignes de force*, indiquant l'intensité des attractions magnétiques.

FARAD. — Unité de capacité. Le farad est la capacité d'un condensateur prenant un coulomb de charge sous une force électro-motrice d'un volt.

FARADISATION. — Application du courant d'induction. (V. *Induction.*)

FAUTEUIL TRÉPIDANT. — Siège secoué par un moteur électrique.

FER DOUX. — Fer pur pouvant s'aimanter et se désaimanter instantanément par les courants.

FERMETURE D'UN COURANT. — Toute circonstance qui réunit les pôles + et — d'un courant. (V. *Circuit fermé* et *Établissement d'un circuit.*)

FERMETURE D'UN COURANT SUR LUI-MÊME. — (V. *Court circuit.*)

FEU SAINT-ELME. — Aigrettes lumineuses des mâts des navires, des clochers,... par les temps d'orage.

FLUIDE ÉLECTRIQUE ou **MAGNÉTIQUE.** — Nom théorique de l'électricité et du magnétisme; forces impondérables en leur transmission, quoique appréciables en leurs effets, par certaines balances,... Le fluide hydraulique leur a été souvent comparé pour faciliter la compréhension des notions de mesures, le volume désignant la quantité, l'*intensité*, — et la pression, la tension, le *potentiel.*

FLUORESCENCE. — Lumière des tubes de Gessler ou de Crookes, illumination par ces derniers de substances, comme le platino-cyanure de baryum, le tungstate de calcium..., formant des *écrans fluorescents* et permettant de voir à travers le corps humain.

FLUOROSCOPIE. — Vision instantanée aux rayons X, par les écrans fluorescents.

FLUX DE FORCE. — Unité normale de la force électrique perpendiculaire à la surface d'un élément.

FORCE ÉLECTRO-MOTRICE, ou **POTENTIEL.** — La force électro-motrice d'un élément est inhérente à la combinaison chimique utilisée dans cet élément. Quel que soit le volume ou la forme d'une pile, la force électro-motrice est invariable.

La force électro-motrice se mesure en volts; elle varie avec la nature des corps chimiques en présence, des pôles, généralement zinc et charbon : les acides sulfurique, azotique, chromique, le sulfate de cuivre, le chlorure d'argent, la lessive des savonniers, le bi-chromate de potasse,... sont les substances employées dans les piles, et qui, seules, influencent le potentiel, le voltage — de *Volt* (du nom de Volta), unité de force électro-motrice, que l'élément Daniell au sulfate de cuivre représente presque exactement. — Ce voltage désigné par E ou V est relié à l'intensité I et à la résistance totale R (pile et circuit) par la formule :

$E = \frac{I}{R}$ (lois de Ohm).

La *force contre-électro-motrice* peut se produire entre des accumulateurs et les piles qui les chargent, rendre celles-ci plus fortes au lieu de charger les accumulateurs. (V. *Réversibilité*.)

FOUDRE. — Décharge électrique entre

deux nuages de potentiels différents. Foudroie, asphyxie les individus; on peut souvent ramener la vie par la respiration artificielle, les tractions rythmées de la langue. D'autres fois, elle déshabille, brûle partiellement, imprime les images des objets voisins...

FRANKLINISATION. — *Électrisation statique* (V. ce mot).

FRICTION ÉLECTRIQUE. — Franklinisation d'un patient à travers une flanelle en promenant rapidement sur la région la main, s'il est isolé, ou un corps électrisé. Peut encore se faire à travers la flanelle avec le balai faradique.

G

GALÉANTHROPIE. — Se dit des personnes ayant, comme les chats, le système pileux, les cheveux notamment, de nature électrique : de petites étincelles, des craquements, des répulsions s'y produisent sous l'action du peigne.

GALVANISATION. — Emploi du courant continu des piles avec des fils conducteurs et des électrodes recevant le courant extérieur. (V. *Voltaïsation.*)

GALVANOCAUTÈRE. — Appareil avec manche interrupteur, portant l'anse, la pointe, le couteau galvanique, pour la *galvano-caustique thermique* ou *pyrogalvanie* (V. ces mots).

GALVANO-CAUSTIQUE CHIMIQUE. — (V. *Électrolyse.*)

GALVANO-CAUSTIQUE THERMIQUE ou **PYROGALVANIE** (V. ce mot). — Action thermique du courant électrique : c'est une action de *quantité* qui ne peut être obtenue que par des piles à grandes surfaces. Dans ces appareils, la tension du courant ne peut être obtenue que par le groupement de plusieurs éléments de même nature ou *batterie*, et chaque élément, quel que soit le nombre de charbons et de zincs dont il se compose, doit avoir son récipient particulier. Un cautère peut rougir avec un seul élément de grande surface, alors que la moindre lampe électrique exige au moins deux éléments. Ces appareils doivent toujours pouvoir être gradués facilement par l'enfoncement plus ou moins complet des zincs et des charbons dans le bichromate de potasse, leurs effets étant absolument inconstants. Les appareils dits à treuil et les systèmes à vis sont généralement employés. Les *accumulateurs* sont préférables aux piles et leur courant se gradue avec des rhéostats qui en peuvent faire varier à volonté l'intensité, au fur et à mesure, par exemple, que la tumeur est coupée par l'anse galvanique et que celle-ci, devenant plus petite, a besoin de moins d'intensité pour rougir...

GALVANOMÈTRE D'INTENSITÉ. — Instrument à aiguille oscillante devant être orientée au zéro avec la direction nord-sud, exactement étalonné et divisé en milli-ampères, pour mesurer les courants médicaux; l'*apériodique* a des indications brusques et immédiates, sans oscillations de l'aiguille; le *différentiel* a deux bobines distinctes parcourues par des courants en sens contraires; l'*astatique* utilisait l'aiguille aimantée *astatique*, supprimant l'action terrestre par une double aiguille. (V. *Ampèremètre.*)

GALVANOPLASTIE. — Dépôt de substance électrolysée à un pôle déterminé. (V. *Élection.*) Peut se faire sur des cadavres pour les envelopper métalliquement tout entier et les conserver.

GALVANO-PUNCTURE. — *Cautérisation chimique* (*Électrolyse*) limitée à des effets superficiels ou peu intenses. (V. *Électropuncture.*)

GALVANOSCOPE. — Appareil décelant un courant sans le mesurer : aiguille aimantée, *patte de grenouille, radio-conducteur...* (V. ces mots).

GALVANOTHÉRAPIE. — Traitement par la galvanisation.

GALVANOSCOPE. — Boussole galvanométrique, sans étalonnage et graduée suivant les besoins de chaque constructeur.

GEISSLER (Tubes de). — (V. *Tubes.*)

GRADUATION DES COURANTS. — Dans les *appareils d'induction* à bobine fixe, on obtient une diminution d'intensité proportionnellement à la quantité de métal que l'on met en présence du fil (*graduateur métallique*). Dans les *courants continus* en série, les accumulateurs,... la graduation s'obtient au moyen du collecteur ou des rhéostats; dans les *galvanocautères* à batterie de piles, c'est l'immersion plus ou moins grande des éléments dans le liquide, etc... Pour l'*électricité statique*, la capacité de la boule provoquant l'étincelle et sa distance explosive permettent de calculer le voltage.

GRANDES INTENSITÉS (Méthode électrolytique, *dite* **des).** — Aujourd'hui abandonnée : des 250 milli-ampères jadis employés, avec des galvanomètres imparfaits, on est tombé à 40, 60, 80 milli-ampères.

GYMNOTE. — Poisson électrique dont les décharges étaient utilisées thérapeutiquement, en des bains, par les Romains.

H

HAUTE FRÉQUENCE. — (V. *Courant de décharge des conducteurs.*)

HYDRO-ÉLECTRIQUE. — (V. *Bain hydro-électriques.*)

HYGIÈNE. — *Antisepsie* électrique par l'*ozone*, la *bi-électrolyse* (V. ces mots).

HYPNOSCOPE. — Aimant à forme cylindrique fendu suivant une génératrice et mesurant la sensibilité hypnotique.

HYPNOTISME. — État particulier de certains sujets où les aimants produisent des contractures et des transferts.

HYSTÉRÉSIS. — (V. *Magnétisme rémanent.*)

HYSTÉROMÈTRE. — Excitateur amenant le courant électrique dans l'utérus; soluble ou insoluble : en fer, nickel, cuivre,... ou en platine, charbon,...

I

IMAGE ÉLECTRIQUE. — Figures obtenues par l'électricité, par les tubes de Crookes,...

INCANDESCENCE. — Éclairage par un filament réfractaire, platine, charbon... que la résistance opposée au passage du courant électrique porte au rouge. Cette lumière se rapproche beaucoup de celle du soleil. (V. *Bains de lumière.*)

INDICATEUR DE POLE. — Appareil, *papier* (V. ce mot), liquide,... permettant de reconnaître les pôles + et —, question très importante en électrolyse. Dans l'eau, le pôle — se reconnait à l'abondant dégagement gazeux (*hydrogène*) qui s'y fait.

INDICATEUR ÉLECTRIQUE. — Tout appareil décelant un courant. (V. *Galvanomètre*, *Avertisseur*.)

INDIFFÉRENTES (Plaques). — (V. *Pôle perdu*.)

INDUCTEUR. — Bobine de fils parcourue par un courant variable et qui produit l'induction.

INDUCTION (Courants d'). — Encore appelés courants intermittents, courants faradiques,... Ils sont produits par une ou plusieurs piles dont les pôles aboutissent au fil d'une *bobine* (V. ce mot) d'induction qui a pour résultat de transformer, au moyen du trembleur, le courant de la pile, en un courant spécial d'une tension considérable et, par suite, de le faire réagir sur une bobine qui l'enveloppe. L'interrupteur ou trembleur dont il vient d'être parlé produit ce bruit particulier ressemblant à celui d'une grosse mouche, qui est un signe distinctif de ces appareils, et qui devient considérable, voire assourdissant, dans les dernières bobines surtout destinées à la production des rayons X. Les bobines ont été d'abord *fixes*, le gros fil et le fil fin étant superposés, et le graduateur de courant formé par un tube central; puis *mobiles* ou *à chariot*, où les divers fils occupent chacun sa bobine particulière.

La bobine inductrice est fixe et porte tout le système mécanique de l'appareil : trembleur, interrupteur, etc... ; elle est encore appelée, pour simplifier, *l'inducteur*, et s'appelle encore ainsi dans les dynamos où sa forme diffère. Les autres bobines appelées *induites*, ou *l'induit*, peuvent glisser à volonté sur la bobine inductrice ; ou, dans les dynamos, être fixes en présence de l'inducteur qui se déplace.

En thérapeutique, si la bobine induite est une bobine à *gros fil*, on pourra prévoir sans crainte que le résultat produit par cette bobine est bien le résultat du gros fil. En d'autres cas, le *moyen* et le *petit fil* seront indiqués. (V. *Bobine.*)

Un appareil d'induction complet doit pouvoir donner des intermittences automatiques variables, mais régulières après réglage par l'adjonction d'une simple tige allongeant le trembleur, on peut donner une gamme très étendue d'interruptions diverses, et des intermittences à volonté par la suppression facile du trembleur automatique.

INDUIT. — Bobine influencée où l'on recueille le courant utilisé.

INFLUENCE. — Action à distance du fluide électrique de l'inducteur sur l'induit, par exemple, du *champ électrique* (V. ce mot), sur le voisinage.

INHALATEUR d'air électrisé, d'*ozone* (V. ce mot).

INTENSITÉ. — Puissance du courant mesuré à l'*ampèremètre* ou au *galvanomètre* (V. ces mots) ou suivant ses effets calorifiques, mécaniques ou lumineux.

INTERCALER UNE RÉSISTANCE DANS UN CIRCUIT. — Placer en un point quelconque d'une suite non interrompue d'appareils, une résistance, un fil métallique plus ou moins enroulé et peu conducteur, qui s'oppose à la circulation du courant. La résistance ainsi comprise représente un robinet placé sur une conduite de gaz ou d'eau; ce robinet permet de régler le débit à volonté. Dans les résistances, en général, le courant est forcé de circuler dans des fils fins, au lieu de suivre la bande métallique supérieure; on peut encore faire traverser des solides, des liquides...

Pour mettre la résistance dans un circuit, on coupe l'un des fils de ce circuit et on amène un bout du fil à la borne où commence le fil résistant, l'autre bout à la borne où il finit.

INTERMITTENCES. — Suspensions dans l'action du courant. Arrêts des manifestations du courant. Dans l'appareil d'induction, l'interrupteur, le trembleur donnent ou produisent les intermittences, puisqu'ils ouvrent et ferment le circuit à chacun de leurs mouvements, de leurs contacts.

INTERRUPTEUR. — Appareil ouvrant ou fermant automatiquement par un *trembleur* (V. ce mot), un mouvement d'horlogerie,... le circuit d'un courant. Un renverseur est fatalement interrupteur. Très simple dans les bobines électrothérapiques, plus complexe et de formes variées pour produire les rayons X, il est alors à une ou deux sources d'énergie, avec moteurs, roues dentées, électro-aimants, pour produire les interruptions, les contacts sur le mercure, le cuivre,... On peut, avec du liquide acidulé à 10 %, une lame de plomb négative, un fil de platine positif, obtenir sur le trajet d'un courant continu un *interrupteur électrolytique* actionnant les bobines fortes, mais cet appareil si simple et tout nouveau consomme une grande quantité d'énergie électrique.

INVERSEUR. — Appareil changeant le sens d'un courant.

IONS. — Éléments isolés, allant à l'un des pôles, dans une électrolyse.

ISOLANT. — Corps mauvais conducteur de l'électricité. Exemple : caoutchouc, ébonite, gomme laque, gutta-percha, paraffine, soie, coton...

ISOLEMENT. — État d'un corps isolé, substance qui produit cet état.

J

JARRE ÉLECTRIQUE. — (V. *Bouteille de Leyde, Condensateur.*)

JOINT. — Réunion de deux conducteurs.

JOULE. — Le joule représente l'unité pratique de puissance mécanique, c'est-à-dire la puissance d'une machine capable de fournir un travail égal à 1 watt (unité pratique de travail) par seconde. C'est le travail que peut donner en une seconde un courant d'un ampère avec une différence de potentiel de 1 volt, d'où le nom de *volt-ampère* qu'on donne quelquefois au joule. Cette unité est encore désignée sous le nom de *watt-seconde* ; le watt valant 107 ergs, le joule vaut 107 ergs-secondes (unité absolue de puissance); le cheval-vapeur vaut 75 × 981 × 105 = 736 × 107 ergs-secondes ou 736 joules.

K

KATÉLECTRONUS. — État de la partie d'un nerf qui devient le plus irritable, parce que plus près du pôle négatif, sous l'action d'un courant constant.

KILOGRAMMÈTRE. — Unité de mesure de travail équivalente à l'effort nécessaire pour élever un kilogramme à la hauteur d'un mètre. (V. *Erg* et *Watt.*)

L

LAMPE ÉLECTRIQUE (*à arc et à incandescence*). — La lampe à arc voltaïque, la première en date, consiste en deux charbons reliés aux deux pôles d'un courant continu intense, et entre lesquels jaillit l'arc lumineux; un régulateur régit la distance nécessaire à l'illumination. La lampe à incandescence est composée généralement d'une boule de verre de diamètre indifférent, renfermant un petit charbon et présentant un vide parfait. Deux fils de platine extérieurs représentent les deux extrémités du charbon intérieur, véritable circuit; le diamètre est indifférent pour les petites lampes médicales, le diamètre de la boule n'ayant aucune influence sur le pouvoir lumineux de la lampe et surtout sur l'étalonnage de la lampe que l'on peut rendre aussi éclairante que possible, sa puissance dépendant exclusivement de la longueur et du diamètre du charbon employé et contenu dans la boule de verre; la forme de la lampe est également indifférente. La lampe à arc, avec lentille convergente et liquide bleu ou violet, est entrée dans la thérapeutique pour le traitement du lupus et de certaines affections cutanées.

LARYNGOSCOPE ÉLECTRIQUE. — Lampe à incandescence placée en face d'un petit miroir, fixée ou non sur un abaisse-langue.

LAVEMENT ÉLECTRIQUE.—(V. aux traitements : *Constipation.*)

LIGNE. — Ensemble des fils amenant le courant du secteur d'éclairage.

LIQUIDE ACTIF. — Liquide jouissant de la propriété d'attaquer énergiquement le zinc. Il est une proportion d'acide que l'on ne peut dépasser dans toutes ces combinaisons, sans produire des vapeurs désagréables et même dangereuses. Dans ce cas, il faudrait ajouter de l'eau ordinaire en quantité déterminée par le tâtonnement.

LUMIÈRE.—(V. *Bains de*).—*Lumière noire*. Actions photogéniques variées, qui peut comprendre les rayons X, les effluves électriques, les animaux phosphorescents (raies, soles, maquereaux), les lampes à pétrole, à gaz... donnant en certaines conditions des photographies.

M

MACHINE CARRÉ. — Machine électrostatique à plateau de verre et coussin frotteur, et plateau d'ébonite influencé.

MACHINES ÉLECTRIQUES. — Appareil générateur d'électricité, piles, bobines, dynamos,... à actions chimiques, physiques, mécaniques...

MACHINES STATIQUES. — Machines génératrices d'électricité par le frottement.

MACHINE WIMSHURST. — Machine statique à plateaux d'ébonite recouverts ou non de petits secteurs en papier d'étain, s'amorçant ou non, automatiquement.

MAGNÉTISME. — Étude des propriétés des aimants, véritables solénoïdes ou ensemble de courants circulaires produisant le *fantôme magnétique* (V. ce mot).

MAGNÉTISME RÉMANENT ou **HYSTÉRÉSIS.** — Aimantation persistant dans un électro-aimant, après l'interruption du courant. Cette qualité et ce défaut, tout à la fois, suivant l'effet que l'on attend, peut être empêché presque complètement ou tout au moins de façon à ne plus être nuisible par la cuisson et le séjour du fer doux dans un foyer de charbon de bois qui s'éteint et se refroidit sur les pièces de fer. Il se produit dans les pièces d'acier des montres soumises fréquemment au voisinage d'aimants ou de courants, et est alors désastreux, au point de vue de l'exacte mesure du temps.

MAGNÉTISME TERRESTRE. — (V. *Courants terrestres.*)

MAGNÉTO-FARADIQUE (Appareil). — Fonctionnant avec un aimant. Le courant est produit par la rotation d'un électro-aimant sous forme de deux bobines ou d'une seule, entre les branches de l'aimant.

MAGNÉTOMÈTRE. — Appareil d'induction, de théorie non définie où une aiguille de cuivre se déplace différemment par l'action individuelle, ce qui a fait penser à mesurer ainsi la santé.

MANETTE. — Pièce mobile tenue à la main, destinée à passer d'un contact électrique sur un autre.

MASSAGE ÉLECTRIQUE. — *Induction* appliquée à un organe au moyen : 1° de l'opérateur et de l'opéré, chacun ayant un pôle dans la main, et le circuit étant fermé par les manipulations du médecin sur la région malade; 2° d'un appareil agissant mécaniquement; il se fait alors au moyen d'électrodes à capuchon pour les déviations utérines. Mécaniquement l'*électro-massage* (V. ce mot) se fait par un moteur et des coussins appropriés pour le massage vibratoire des muscles, des tissus adipeux, des cordes vocales,...

MASSE ÉLECTRIQUE, MAGNÉTIQUE. — Charge d'un corps électrisé ou aimanté.

MATIÈRE RADIANTE. — État de la matière d'un tube de Crookes à milieu très raréfié, 1/1000e de millimètre.

MÉTALLOSCOPIE et **MÉTALLOTHÉRAPIE**. — Applications de métaux divers contre les anesthésies cutanées hystériques.

MÉTALLOTHÉRAPIE FRANKLINIENNE. — Douche cérébro-statique par des peignes de nature métallique variée : fer, cuivre, argent, aluminium...

MÉTHODE DES GRANDES INTENSITÉS. — Électrolyse organique avec des courants au-dessus de 100 milli-ampères. (V. *Grandes Intensités*.)

MICROPHONE. — Amplificateur des sons placés dans les téléphones, les stéthoscopes...

MICROPHONOGRAPHE. — Dérivé du précédent, et servant par des sons appropriés à rendre une certaine audition aux sourds.

MILLI-AMPÈRE et **MILLI-AMPÈREMÈTRE**. — (V. *Ampèremètre*.)

MISE AU SOL. — Conducteur anodique du tube de Crookes relié à la terre pour diminuer ou supprimer l'intensité des commotions, utile pour l'*endodiascopie.*

MORT PAR L'ÉLECTRICITÉ. — (V. *Accidents* et *Électrocution.*)

MOTEUR ÉLECTRIQUE. — Dynamo continue ou induite donnant le mouvement à une machine statique, à un appareil de massage mécanique ou vibratoire.

MUSCLE ÉLECTRO-MAGNÉTIQUE. — Ensemble d'électro-aimants reliés par des parallélogrammes articulés, montrant que la résultante de toutes les actions moléculaires égale la puissance du muscle.

MYOGRAPHE et **MYOPHONE.** — Appareil enregistrant ou écoutant les bruits musculaires.

N

NÉGATIF ou **CATHODE.** — (V. ce mot.)

NEUTRE (État). — Corps non électrisé.

NIVEAU ou **POTENTIEL ÉLECTRIQUE** (V. ce mot).

O

ODEUR ÉLECTRIQUE. — Accompagne l'*ozone* (V. ce mot).

ŒUF ÉLECTRIQUE. — Vase ovoïde en verre, à gaz plus ou moins raréfié, où l'électricité jaillit entre deux tiges de cuivre, ou une électrode de cuivre et une autre en charbon de cornue (fabrication du diamant). C'est l'origine des *Tubes* (V. ce mot) de Gessler et de Crookes.

OHM. — Unité de résistance d'une valeur approximativement représentée par une colonne de mercure de 1 millimètre carré de section, de 1 m. 06 de longueur à la température de 0°.

OHMMÈTRE. — Appareil de mesure de la résistance des conducteurs.

ONDULEUR. — Transformateur spécial de courant.

OPHTALMOSCOPE ÉLECTRIQUE. — Lampe à incandescence et miroir concave pour éclairer l'œil.

OPTOGALVANIQUE (Réaction). — Phosphènes ou sensations lumineuses produits par un courant moyen avec électrode près de l'œil et d'autant plus intenses que le nerf optique est plus sain.

ORAGE. — (V. *Électricité atmosphérique.*)

OSCILLATIONS ÉLECTRIQUES. — Variations du potentiel dans un fil, un nerf...

OSMOSE ÉLECTRIQUE. — (V. *Endosmose* et *Bi-électrolyse.*)

OZONE. — Oxygène condensé, électrisé. Est presque nul dans l'atmosphère en temps d'épidémie cholérique, est trop abondant en temps d'influenza. Se développe dans l'air ambiant extérieur sous l'influence des orages et des aurores boréales. L'ozone atmosphérique est très important et s'étudie de plus en plus, il se décèle par du papier iodo-amidonné qui devient ainsi une sorte d'électromètre naturel dont les colorations allant du blanc au bleu violacé noir, mesurent en quelque sorte les quantités d'électricité atmosphérique.

Les machines statiques, en fonctionnant, en dégagent l'odeur dans la pièce où le frottement produit l'électricité. L'ozone donne de bons résultats dans l'anémie, l'asthme, la coqueluche, la tuberculose, en inhalations. C'est un agent parfois dangereux, dont les propriétés sont encore mal connues et qu'il ne faut donner qu'avec précaution. C'est un excitant vital. Se recueille dans des tubes particuliers, peut traverser des liquides médicamenteux et s'en charger. On peut encore actionner ces tubes avec la bobine de Ruhmkorff.

P

PAPIER. — Le papier bien sec s'électrise facilement, c'est à cette propriété qu'on a récemment attribué la névrose des écrivains.

PAPIER INDICATEUR DES POLES. — Papier chimique qui se colore en violet, rouge ou de diverses couleurs au pôle négatif d'un courant dont les deux pôles sont placés à 2 ou 3 millimètres de distance sur ce papier humidifié d'eau ordinaire.

PATTE GALVANOSCOPIQUE. — Patte de grenouille préparée et décelant facilement 1/200e de volt ; le tube à limailles, *radio-conducteur* (V. ce mot), *cohéreur*,... est appelé à la remplacer.

PHOSPHÈNES ou *Réaction optogalvanique* (V. ce mot).

PHOSPHORESCENCE. — Conservation de la lumière par certaines substances (sulfure de zinc), même après que la cause génératrice, tubes de Crookes..., a cessé d'agir; utilisée comme *renforçateur* pour les rayons X.

PHOTOGRAPHIE ÉLECTRIQUE. — Impression de la plaque sensible, comme par la lumière solaire. (V. *Radiographie* et *Effluvographie*).

PHOTOPHORE. — Lampe à incandescence frontale, pour éclairer l'œil, la gorge...

PHOTOTHÉRAPIE ou *Radiothérapie* (V. ce mot et *Bains de lumière*).

PILE. — Milieu où se produit une combinaison chimique entre un corps inattaqué (*charbon*, *cuivre* ou *platine*), un corps attaqué (*zinc*) et une substance quelconque qui attaque, corrode ou conduit le mouvement physique ainsi chimiquement produit.

Les piles usitées en médecine sont la pile de Daniell au sulfate de cuivre et cuivre, zinc et eau acidulée ; la pile au bi-sulfate de mercure, composée de zinc, charbon et bi-sulfate; la pile au bi-chromate de potasse ou de soude, composée d'un charbon, d'un zinc et d'une solution de bi-chromate; la pile Leclanché, composée d'un charbon ou pôle positif entouré de peroxyde de manganèse et de charbon concassé, le tout enfermé dans un vase poreux; un zinc intérieur et enfin une solution de sel ammoniac, servant de conducteur entre les deux pôles; la pile à la lessive des savonniers, charbon, zinc et bi-oxyde de manganèse. Le rendement de la pile Leclanché a été modifié dans une proportion assez sensible par l'agglomération à haute pression du peroxyde de manganèse et du charbon qui supprime le vase poreux. La pile Callaud, pile au sulfate de cuivre, composée d'un fil de cuivre ou pôle positif situé dans la partie inférieure du vase, d'un zinc ou pôle négatif placé à la partie supérieure, et enfin d'une solution de sulfate de cuivre qui réunit les deux métaux. Cette pile, très simple en principe, est d'un usage très commode en électrothérapie.

Les piles dites *sèches*, en réalité humides, sont un peu des piles de Volta, zinc, cuivre et drap acidulé; on en fait avec des disques de papier recouverts d'argent ou d'étain sur l'une des faces, et de bi-oxyde de manganèse sur l'autre; des disques de cuivre et de zinc avec rondelles

les séparant et imprégnés en face du cuivre de sulfate de cuivre, et en face du zinc de sulfate de zinc.

La *pile secondaire*, chargée par les précédentes est l'*accumulateur* (V. ce mot).

La *pile thermo-électrique* (V. ce mot) est une transformation de la chaleur en des métaux différents, soudés entre eux.

PILE ACTIVE. — Ancienne appellation de la pile, sans résistance intérieure. (V. *Résistance intérieure.*) Terme impropre, toutes les piles sont actives et ont une résistance intérieure qu'on peut amoindrir le plus possible. Au point de vue médical, on peut conserver ce nom pour désigner les piles à grand potentiel, à milieu interne ou actif, où l'acide, plutôt que les électrodes, joue un rôle important : telles, les piles aux sels de mercure, au bi-chromate de potasse ou de soude, etc. Ces solutions ont la propriété d'attaquer le zinc dans une proportion notable, que le courant soit utilisé ou non. Il est donc urgent de les pourvoir d'un système qui sépare facilement le zinc du liquide quand le courant ne doit pas être utilisé (*vis, treuil, crémaillère*). Les piles au bi-chromate dans les appareils à courants continus ne sont pas pratiques, car elles ne peuvent donner, pendant longtemps, un courant constant. Non seulement cette pile est d'une activité inutile dans la plupart des cas, mais encore elle est souverainement inconstante, bonne tout au plus pour le galvano-cautère, et encore faut-il se défier pour ne pas fondre son anse de platine.

PILE CONSTANTE. — Cette appellation, comme la précédente, n'a quelque valeur que pour indiquer aux médecins une source chimique d'électricité, dont le courant ne subit aucune variation d'intensité pendant l'action et nécessaire pour toutes les applications des courants continus. En réalité, il n'existe aucune pile constante, attendu que, pour que cette qualité existât, il faudrait toujours que le travail extérieur fût en harmonie continue avec la source d'électricité d'un débit invariable, que les électrodes extérieures ne se polarisent point. Une pile constante entraîne généralement une production minime de courant : les piles *Daniell*, *Callaud*, sont des piles constantes, mais le courant fourni est tellement minime qu'elles trouvent peu d'emploi dans la médecine électrique. Les piles au sel ammoniac, sel de cuisine ou zinc produisent une plus grande quantité d'électricité : elles sont fort inconstantes. Les piles actives au bichromate sont, on peut le répéter, d'une inconstance notoire : non seulement leur action très énergique, qui se traduit par 25, 30 ampères, descend presque instantanément à 8 ou 3 ampères, mais encore pendant une action un peu prolongée, par suite de l'échauffement des masses en présence, le courant peut aller en augmentant, jusqu'à 10 ou 15 ampères, sans raison apparente. Ce travail doit être proportionné à l'activité de la pile. Ce principe explique pourquoi toutes les piles à courants continus, utilisés en médecine, sont constantes dans leur action; la résistance du corps humain est généralement telle que l'appel au courant est d'une lenteur extrême et que la plus polarisable (*Leclanché*), par exemple, a le temps de se reconstituer pendant une application, sans que ses faiblesses soient accusées par les instruments.

C'est pour cette même raison qu'une pile à courants continus, médicaux, ne peut être utilisée pour un appareil d'induction, pour la lumière ou pour le cautère, qui exigent une production beaucoup plus considérable de courant. Nulle pile active ne peut permettre toutes ces actions. La pile au bi-chromate se dépense en pure perte pour les courants continus dont les applications sont généralement de longue haleine et les manipulations fréquentes des nombreux éléments deviennent une corvée disproportionnée avec les services rendus. Il n'y a pas de machines à tout faire. (V. *Quantité* et *Tension.*)

PLANTE ÉLECTRIQUE. — Signalée dans l'Inde, à Madras, affole les boussoles à 6 mètres, et nul oiseau ni insecte ne s'y pose.

PLAQUES (*Électrodes en*). — **PLAQUE DE TERRE**. — (V. *Mise au sol.*)

POINTES (*Pouvoir des*). — Propriété des corps de forme allongée de laisser échapper le fluide électrique qui les traverse : aussi s'en sert-on pour avoir le *vent*, *l'effluve*. (V. ces mots).

POISSON ÉLECTRIQUE. — (V. *Électrogène*, *Gymnote.*)

POLARISATION. — Pour les *tissus*, c'est la réaction supposée des pôles à leur point d'application sur l'épiderme, et la formation locale d'une pile secondaire avec courant inversé par rapport au courant principal; pour *une pile*, c'est le courant en sens contraire du premier par formation polaire gazeuse. Si la quantité d'électricité n'est pas proportionnée à la dépense, il y a polarisation visible et défectueuse. Quand les électrodes se dessèchent, le courant diminue de même. Une pile à courants continus qu'on utiliserait sur le trembleur d'une bobine d'induction durera 1 ou 2 minutes au maximum, parce que la résistance extérieure qui devrait être le corps humain, c'est-à-dire 500 à 3.000 ohms, n'est que de quelques mètres de fil conducteur qui représentent 5 à 15 ohms seulement de résistance.

POLES.—Extrémités agissantes d'un aimant ou d'une pile. Le *pôle actif* est celui qui doit déterminer l'action que l'on se propose, soit en modifiant un trajet, soit en modifiant son point d'application; les effets organiques sont similaires à ceux qui se passent à l'intérieur de la pile : aussi ces deux effets particuliers d'une pile avec le pôle positif, représentant la matière non ou moins attaquée de la pile (*le charbon dans la majeure partie des piles*), l'autre, la matière réduite (*le zinc*), se retrouvent en thérapeutique ; ce pôle négatif attaque plus vivement les tissus que le positif. La réunion de ces deux pôles sur un *galvanomètre*, par exemple, produit le courant qui fait dévier l'aiguille. Quand on est embarrassé pour déterminer les pôles d'un courant, on peut prendre un *papier* (V. ce mot) sensibilisé, en plaçant les deux pitons des conducteurs à proximité l'un de l'autre, sur ce papier; le pôle négatif le décompose en rouge violacé. Dans une solution d'eau salée, le pôle négatif est apparemment le plus actif et dégage des bulles nombreuses d'hydrogène. Les deux pôles étant placés l'un à côté de l'autre sans se toucher, l'action est déjà très vive, même avec 10 éléments. Généralement les appareils portent leurs pôles marqués + positif, et — négatif.

POLE PERDU ou **ÉLECTRODE INDIFFÉRENTE.** — Plaque, tampon..., placé en un endroit quelconque pour compléter le circuit avec le pôle actif, destiné à agir sur un point déterminé. Il est toujours prudent de surveiller l'action de ce pôle, et, surtout s'il est négatif, il vaut mieux le placer en un point où l'escharre même légère qui peut se former ne soit ni en vue ni sujette aux frottements.

POLYÉLECTROLYSE. — (V. *Bi-électrolyse.*)

POLYSCOPE. — Lampe à incandescence pour l'éclairage des cavités.

PONT DE WHEATSTONE. — Méthode de détermination des résistances.

POSITIF ou **ANODE** (V. ce mot).

POTENTIEL ou **PRESSION ÉLECTRIQUE**. — Différence quantitative d'éther qui existe entre un corps électrisé et la masse d'électricité contenue dans le milieu ambiant. (V. *Force électro-motrice*.)

PUISSANCE. — Produit de la différence de potentiel d'un courant, par la quantité d'électricité débitée en une seconde, ou par l'intensité.

PYROGALVANIE. — Sous cette appellation courte, on peut grouper toutes les applications du galvano-cautère. La *pyrogalvanie interne*, méthode nouvelle et qui n'est pas simplement l'application banale de pointes de feu faite au hasard et dans les ténèbres, permet de diagnostiquer électriquement les points malades des cavités organiques (V. *Abcès*, *Métrites*), par un courant continu faible, *explorateur* qui y provoque, *et là seulement*, de la douleur, puis de les cautériser, séance tenante, au moyen de cette même anse exploratrice, mais alors rougie par le courant *thermique*, dans l'obscurité des tissus vivants, et, par suite, consciemment, on opère comme en pleine lumière : le premier courant, explorateur, remplaçant, grâce aux sensations parfaitement objectives du patient, l'examen des sens, vue ou toucher. L'anesthésie chloroformique, les hémorrhagies sont ainsi supprimées de certaines opérations.

Q

QUANTITÉ. — La quantité est la masse d'électricité produite par une pile, abstraction faite du temps. Cette quantité se produit par des effets calorifiques et mécaniques. Elle est intimement liée à l'activité de la pile qui doit, dans ce cas, présenter des surfaces actives très développées, une résistance intérieure insignifiante et un liquide de décomposition chimique très exothermique. La pile au bi-chromate, la pile-bouteille disposées en *batterie* (V. ce mot), avec leurs pôles de mêmes noms réunis, sont les types les plus usités de piles à grand débit. (V. *Pile active.*) La quantité est indispensable dans les galvano-cautères, dans les effets lumineux, dans les effets mécaniques, comme celui, par exemple, du trembleur, dans l'appareil d'induction. La quantité pour être utilisable doit être constante. (V. *Pile constante.*) Une pile de quantité doit, par conséquent, présenter une dépense de zinc et d'acide proportionnelle aux surfaces de zinc et d'acide en présence. Ces piles s'usent, par conséquent, en circuit ouvert: aussi en sort-on habituellement les pôles négatifs, les zincs, ou mieux les deux pôles par un treuil, une crémaillère,... La quantité produite par une batterie de piles n'est pas le résultat de la quantité A, d'un élément C, multipliée par le nombre d'éléments; chaque élément introduit, en effet, dans le circuit sa propre résistance intérieure, qui réduit ainsi l'écoulement du fluide. Ainsi, l'élément 1 donnant 10 unités, l'élément 2 donnera 10, moins la résistance qu'il éprouvera à traverser 1 pour se rendre à destination ; l'élément 3 donnera 10, s'il est de même nature et de même qualité que les deux premiers, moins la résistance intérieure des éléments 1 et 2, etc. ; car, prenant l'élément 1, au pôle zinc auquel nous fixons l'électrode, et réunissant son pôle charbon ou positif au pôle zinc du deuxième élément, alors que la deuxième électrode part du charbon du second élément, il est certain que le courant de ce deuxième élément, pour produire son effet à l'extrémité des électrodes, aura à vaincre la résistance intérieure du premier élément, c'est-à-dire la résistance de la couche liquide qui sépare le zinc du charbon du premier élément, résistance plus ou moins grande selon la nature de ce liquide. L'unité de quantité électrique est le *coulomb*, l'*ampère;* en magnétisme, c'est la *masse* (V. ce mot).

R

RADIO-CONDUCTEUR. — Tube isolant, tube à limailles, renfermant deux tiges de cuivre amenant un courant et séparées par de la limaille métallique, nickel, or, argent,... devenant conductrice par des ondes électriques même très distantes ; c'est là le principe de la télégraphie sans fils et on peut y voir des analogies avec certains phénomènes morbides des hystériques.

RADIOGRAPHIE. — Photographie par les rayons X produite par un *tube de Crookes* (V. ce mot). — Science de ces rayons.

RADIOLOGIE. — Comme le mot *radiographie* désigne la nouvelle science créée par les rayons X.

RADIOMÈTRE ÉLECTRIQUE. — Instrument à ailettes d'aluminium dans le vide et mues par un faisceau lumineux ou calorifique, qui les frappe.

RADIOPATHOLOGIE.— Accidents produits par les rayons X, n'existent plus avec les actuelles et courtes durées des poses radiographiques que permettent les fortes bobines et de bons interrupteurs ; ou on les produit volontairement en *radiothérapie*, cependant on peut alors les atténuer en séparant le patient de l'ampoule par une plaque d'aluminium reliée au sol.

RADIOSCOPIE ou *Fluoroscopie*. — Examen instantané aux rayons X.

RADIOTHÉRAPIE. — Traitement par les *bains de lumière électrique* (V. ce mot); par la *lumière chimique concentrée* (soleil ou arc voltaïque) à travers les lentilles convergentes et une solution cupro-ammoniacale ne laissant passer que les rayons ultra-violets ; les *rayons X*, et paraissant exclusivement agir par des actions chimiques, vraisemblablement des transports de matière électro-lumineuse, comme la *cataphorèse* (V. ce mot), mais ici à distance, à travers l'air, l'éther... Effets thérapeutiques puissants, quoique discutés, parce que longs à se produire. Certains lupus ont exigé des centaines de séances, mais on sait combien lentement agissent en pareil cas les autres moyens, scarifications... La *radiopathologie* s'évite alors par la suppression des rayons calorifiques ou du champ électrique.

RAYONS X. — Rayons traversant les

corps opaques agissant pour l'examen, le diagnostic, la thérapeutique (lupus, tuberculose) et émanés des *tubes de Crookes* (V. ce mot).

RÉACTION DE DÉGÉNÉRESCENCE. — (V. *Dégénérescence.*)

RÉACTION ÉLECTRIQUE.— Réponse d'un organe à une excitation électrique.

RÉGULATEUR DE COURANT. — *Rhéostat* métallique ou liquide donnant au courant électrique l'intensité voulue ; c'est encore le tube de cuivre introduit plus ou moins dans la bobine d'induction pour diminuer ou augmenter le courant.

RENDEMENT. — Rapport entre la quantité d'énergie absorbée et celle rendue.

RENVERSEUR. — Instrument ayant pour but de rendre positif le pôle qui était négatif, sans avoir à toucher aux rhéophores et aux électrodes ; avec cet instrument on renverse un courant sans l'interrompre, et, en électrothérapie, pour ne pas donner de secousses, on amène le collecteur à zéro, on manœuvre le renverseur, et on reporte le collecteur au point où il était avant le renversement : c'est là une précaution indispensable pour détacher et sortir, dans l'électrolyse, l'aiguille positive, par suite adhérente, au tissu morbide en la rendant négative ou non adhésive, pendant deux à trois secondes.

RÉSISTANCE DU CORPS HUMAIN. — La perméabilité électrique est faible et encore varie-t-elle à l'infini. L'épiderme dans ses endroits cachés, le bras, le dos, la cuisse, les tissus graisseux, présentent une résistance de 1.000 à 1.500 ohms. La paume de la main peut donner, suivant les métiers, des résistances de 1.200 à 3.000 ohms. La résistance du corps humain ne peut être vaincue que par la tension d'un courant. Si donc on essaye dans la main un courant continu de 20 éléments par exemple, dont la tension peut être 100 fois moindre que celle du courant d'induction le plus insignifiant, il ne faudra pas s'étonner de ne ressentir aucun effet. Les muqueuses offrent une résistance de 50 à 500 ohms, quand l'un des pôles est placé en pôle perdu. Elles donnent 30 à 60 ohms dans les actions bi-polaires. Les nerveux sont souvent plus résistants que les individus normaux. (V. *Dégénérescence.*)

RÉSISTANCE EXTÉRIEURE. — Rhéophores, tampons, peau recouvrant les tampons, eau plus ou moins salée ou acidulée, électrodes plus ou moins mouillées, fil composant la bobine du galvanomètre dans lequel passe le courant, contacts insuffisants entre les diverses pièces métalliques qui composent un circuit; enfin, le corps humain qui présente une résistance généralement considérable, s'augmentant par la présence des masses graisseuses, mauvaises conductrices, au voisinage des pôles : autant de résistances extérieures.

Quand on est en présence d'un courant trop puissant, on peut augmenter la résistance en ne salant pas l'eau, puis en ajoutant à l'eau ordinaire de la glycérine, jusqu'à ce que l'on ait obtenu l'effet désiré. Pure, la glycérine présente une résistance énorme. Pour se rendre bien compte de l'importance du sel ou de l'acide dans l'eau, prendre une plaque trempée dans l'eau ordinaire et fixée à un pôle de la pile et placer le piton de l'autre cordon sur cette plaque; pour 15 éléments, la déviation sera minime (40 m. A); substituer la deuxième plaque, trempée dans l'eau salée ou acidulée, à la première plaque et l'aiguille se précipite au rayon extrême. De là, les variations les plus grandes dans le rendement d'un courant, pour une même application.

RÉSISTANCE INTÉRIEURE. —La *ré-*

sistance intérieure d'une pile consiste dans tout ce qui s'oppose à l'action immédiate du pôle positif et du pôle négatif de cette pile. Ainsi, dans la pile Leclanché, par exemple, le vase poreux, qui sépare le charbon qu'il contient, du zinc qui se trouve à côté, est une résistance intérieure. Dans la pile de Grenet au bi-chromate, pile-bouteille, par exemple, la résistance intérieure est presque nulle, puisque le zinc et le charbon ne sont séparés que par une légère couche de liquide conducteur. Cette résistance intérieure est non seulement variable, suivant la porosité ou l'épaisseur de l'obstacle qui sépare le zinc du charbon, mais elle est encore variable, suivant l'état plus ou moins pur de la couche de liquide conducteur qui sépare les deux pôles. Ainsi, dans la pile de Grenet, la couche liquide qui se trouve prise entre le zinc et le charbon augmente de résistance, au fur et à mesure de son altération par le fait de la décomposition de l'acide par le zinc. De la résistance intérieure découle une dépense moins grande, mais aussi et fatalement un courant moins considérable.

RÉSONNATEUR. — Solénoïde spécial, renforçant l'onde électrique, celle de haute fréquence en particulier.

RÉVERSIBILITÉ. — Propriété de l'énergie électrique de se transformer dans les machines d'induction, par exemple, en mouvement, et *vice versa*, le mouvement en électricité. Deux machines statiques de Wimshurst reliées ensemble peuvent à volonté se faire tourner l'une et donner de l'électricité dans l'autre. Pour le *transport de la force à distance*, la réversibilité peut être utilisée.

RHÉOPHORES. — Se dit des conducteurs qui réunissent le sujet à l'appareil, se dit aussi des électrodes.

RHÉOSTAT. — Milieu peu conducteur destiné à réduire, à diminuer dans des proportions connues et voulues un courant; il est liquide ou métallique. La *boîte de résistances* (V. ce mot) est une résistance extérieure étalonnée, placée dans un circuit, qui représente une combinaison de résistances de 1 à 50.000 ohms; les résistances sont faites de fils plus ou moins longs, de diamètres variés : plus un fil est petit de diamètre, plus il offre de résistance; plus il est long, plus la résistance est grande ; les deux effets combinés permettent des variétés infinies de résistances. Le rhéostat peut encore être quelconque, et, par tâtonnement, on arrive à réduire, à diminuer l'action d'un courant déterminé. C'est une façon de maintenir les effets de tension d'un courant tout en diminuant les qualités quantitatives du courant. Ainsi, dans un circuit composé de 60 éléments, d'un galvanomètre, d'une caisse de résistances et du sujet, si l'on introduit successivement 50, 100, 1.000, 5.000, 10.000, etc., jusqu'à 50.000 ohms, on verra l'aiguille du galvanomètre revenir vers zéro, ce qui indiquera bien que, malgré la présence constante des 60 éléments, le courant final a changé de qualité et peut être absorbé tout entier par le rhéostat qu'il échauffe. Les *rhéostats liquides* sont formés par de l'eau contenant en solution des substances plus ou moins conductrices (V. *Résistance extérieure*) et dans laquelle plonge plus ou moins une partie métallique amenant le courant qui en ressortira par une autre partie métallique, inférieure ou latérale.

RHÉOTOME, — RHÉOTROPE. — Interrupteurs particuliers.

ROULEAU. — Instrument qui permet de déplacer facilement l'action électrique sans quitter l'épiderme et sans l'irriter par le frottement. C'est une électrode mobile très usitée et des plus commodes.

RUHMKORFF (*Bobine de*). — Bobine

d'induction très puissante, aujourd'hui d'usage courant pour les rayons X.

RUPTURE DE CIRCUIT. — Toute circonstance qui empêche les deux pôles de la pile d'agir en un point donné : un fil qui se détache, une électrode qui quitte brusquement son point d'application sont autant de ruptures de circuit.

S

SCARIFICATION ÉLECTROLYTIQUE. — La lame tranchante du scarificateur est reliée à l'un des pôles du courant continu.

SCIE CHIRURGICALE. — Scie mue par un moteur électrique ; un trépan peut être mû de même.

SECOUSSES GALVANIQUES. — Résultant de la rupture d'un circuit produit par un courant de pile (*courant continu*). Avec les grandes intensités, parfois utilisées actuellement, la secousse galvanique est toujours fâcheuse et peut être dangereuse, on doit l'éviter. Elle vient souvent d'un fil mal fixé dans la pile ou dans les accessoires, ou bien d'une électrode qu'on déplace, ou dont on modifie même le contact sans s'en apercevoir. En terminant, on ramène doucement le collecteur à zéro.

SECTEURS D'ÉCLAIRAGE. — A courants continus ou alternatifs. Envoient l'électricité à domicile et rendent les piles presque inutiles. Les courants continus permettent, avec *de bons rhéostats* et quoi qu'on en ait dit, l'*utilisation directe* de l'électricité sur le patient, même pour des électrolyses de petite intensité. Les courants alternatifs exigent des transformateurs. Ils peuvent, continus ou alternatifs, avec des rhéostats, actionner les moteurs des machines statiques, les bobines à rayons X...

SELF-INDUCTION. — Synonyme d'*inertie électro-magnétique*. Action qui se produit dans une bobine parcourue par un courant et qui a pour résultat de donner naissance à un courant d'induction de sens contraire au courant principal qui parcourt le circuit, lorsque varie l'intensité de ce courant principal.

SENS DU COURANT. — (V. *Courant ascendant*, *descendant*, *centrifuge*, *centripète.*) Mais le sens du courant, autrefois très important en thérapeutique pour le courant continu, est aujourd'hui remplacé par l'action propre à chaque pôle. (V. *Électrolyse*, *Anode*, *Cathode*.)

SÉRIE. — (V. *Tension*.)

SHUNT. — Résistance en dérivation.

SINUSOÏDE. — Courbe régulière, ondulée des *courants sinusoïdaux* (V. ces mots.)

SOLÉNOÏDE ou **CYLINDRE ÉLECTRO-MAGNÉTIQUE**. — Système de courants circulaires égaux, parallèles et équidistants. (V. *Courants de décharge des condensateurs*.)

SON ÉLECTROLYTIQUE. — Bruit de l'électrolyse, très net dans un récent *interrupteur* (V. ce mot) basé sur l'électrolyse et la discontinuité de ce phénomène, discontinuité encore peu soupçonnée jusqu'ici.

SONDE. — (V. *Explorateur*.)

SONNERIE. — Appareil à électro-aimant et timbre fixé sur divers appareils d'exploration.

SPECTRE MAGNÉTIQUE. — (V. *Fantôme*.)

SPHYGMOPHONE. — Microphone appliqué à l'étude du pouls et de la circulation.

STATIQUE. — (V. *Électricité*, *Machines* et *Courants statiques induits*.)

STÉTHOSCOPE MICROPHONIQUE. — Stéthoscope avec microphone appliqué à l'audition des poumons, du cœur, des vaisseaux.

T

TABLE D'ÉLECTROTHÉRAPIE. — Compendium des appareils galvaniques et faradiques et leurs accessoires.

TABLEAU RHÉOSTATIQUE MURAL et TABLEAU DE DISTRIBUTION. — Tableaux compendiums pour, avec les secteurs d'éclairage, faire toutes les applications médicales des courants continus et induits, et l'éclairage.

TACHYMÈTRE. — Appareil de mesure des vitesses des machines, moteurs...

TABOURET ISOLANT. — Grand plateau de bois à pieds de verre sur lequel peut s'asseoir le patient et être relié à un conducteur de machine à frottement pour le *bain électrostatique.*

TAMPONS. — En métal ou en charbon, permettant d'amener le courant sur une surface déterminée. Le manche sur lequel il est vissé permet à l'opérateur de se mettre en dehors du circuit.

TÉLÉMICROPHONE et **TÉLÉPHONE.** — Appareils de transmission du son, pouvant s'adapter à divers instruments d'examen et de diagnostic.

TENSION DU COURANT. — La tension s'obtient par le groupement de plusieurs éléments réunis les uns aux autres par leurs pôles contraires. Les appareils médicaux à courants continus sont toujours groupés en tension ou en *série*, sauf ceux à pyrogalvanie groupés en *batterie.* Un élément de qualité inférieure, un élément non mouillé, ramène tous les éléments qui le suivent à son propre rendement. Dans le premier cas, le courant général est moindre. Dans le deuxième cas, l'appareil ne fonctionne pas. Là, en effet, le liquide ou l'humidité d'une matière quelconque (piles sèches), ont pour but de permettre aux deux pôles de se combiner. Si donc le liquide n'existe pas, il y a *rupture de circuit*. Le mot tension est souvent employé comme synonyme de *potentiel*, de force électro-motrice, de pression électrique.

TERRE GLAISE. — Terre grise de sculpteur, utilisée pour les grandes intensités. Façon de faire un gâteau de terre glaise : faire un cadre en bois de la dimension de la plaque que l'on veut faire, empiler dans ce cadre la terre glaise molle sans être trop humide, poser ce gâteau sur 2 ou 3 épaisseurs de mousseline de dimensions suffisantes pour être cousues au-dessus du gâteau et le couvrir entièrement, retirer le cadre de bois, placer sur le gâteau une plaque métallique avec borne pour pouvoir y fixer le fil conducteur, ramener la mousseline sur la plaque métallique et la coudre à volonté. La grande électrode feutrée avec lourde plaque en plomb est préférable et aujourd'hui seule employée.

THERMO-ÉLECTRIQUE (Pile). — Basée sur la transformation de l'énergie calorifique en électricité. Il a été démontré qu'en chauffant l'une des soudures de deux ou plusieurs métaux formant un circuit, il y avait production de courant. Il ne s'agit plus que de former des groupements appropriés pour obtenir un courant. Ces piles utilisent le coke, le pétrole, le gaz; mais, jusqu'ici, elles n'ont donné que des résultats douteux au point de vue médical.

TIGES. — (V. *Aiguilles*, *Électrodes*.)

TRACTIONS RYTHMÉES DE LA LANGUE. — Mouvements cadencés de sortie et de rentrée de la langue par rapport à la bouche. Agissent comme la faradisation du nerf phrénique pour ramener la vie. Elles peuvent se faire automatiquement avec une petite dynamo.

TRANSFORMATEUR. — Appareil destiné à changer soit la forme du courant, soit l'intensité aux dépens du potentiel et *vice versa*; ils sont donc à courants continus ou alternatifs; servent pour l'utilisation médicale des secteurs d'éclairage, à constituer certaines *bobines*.

TRAVAIL. — (V. *Joule* et *Erg*.)

TREMBLEUR. — Le trembleur de l'appareil d'induction est un *interrupteur* (V. ce mot) formé d'un petit organe en fer doux, susceptible, par conséquent de s'aimanter; sollicité par un ressort, il vient frapper contre un point métallique représentant un pôle du courant. Quand le courant passe dans la bobine inductrice, il produit sur le faisceau en fil de fer qui en occupe le centre une aimantation, laquelle agissant alors sur le trembleur, qui se trouve à son extrémité, l'attire vers la bobine. Mais, en même temps, le trembleur, quittant de ce fait le point de contact sur lequel il s'appuyait, et qui permettait au courant de circuler, celui-ci se trouve interrompu, le trembleur est de nouveau repoussé par le ressort vers son point de contact, de nouveau le courant circule et l'attire vers la bobine; c'est ainsi que se perpétuent les actions du trembleur qui donnent au courant ces secousses que tout le monde connaît. Toutefois, la secousse de fermeture est une secousse insignifiante qui n'est pas utilisable en médecine. La secousse d'ouverture du circuit, c'est-à-dire celle qui correspond à l'arrachement du trembleur de la bobine, est seule utilisable des deux mouvements du trembleur.

TUBES. — Électrodes particulières renfermant des solutions médicamenteuses, iodure de potassium, chlorhydrate d'ammoniaque,... et amenant le courant sur la partie malade qui doit subir l'action de la *bi-électrolyse* (V. ce mot).

TUBES A VIDE ou **DE CROOKES** et **DE GESSLER.** — Si l'on fait le vide dans un appareil recevant les électrodes d'une source électrique, on y obtient des effets de lumière colorée, stratifiée, cathodique, X, selon l'intensité du courant et surtout le degré de raréfaction des gaz contenus. De là des tubes — bien que souvent ils n'en aient nullement la forme, étant ronds, ovoïdes,... — appelés *œuf électrique*, tubes de Gessler ou de Crookes. Ces derniers, qui ont le vide le plus parfait, mais non absolu, 1/1000e de mm. de pression, sont très utilisés depuis la découverte des rayons X, par Rœntgen. Ils donnent la photographie sur une plaque sensible d'un corps opaque, ils reproduisent le projectile, le calcul,... contenus dans l'organisme, l'état des poumons, du foie, d'une fracture,... sur un document durable ou *radiographie*. Ils permettent encore sur l'écran fluorescent de voir instantanément, mais moins bien, les mêmes détails sans production sur la plaque photographique de l'objet vu : c'est alors la *radioscopie*.

U

UNITÉS ÉLECTRIQUES ET MAGNÉTIQUES. — Les relations électro-magnétiques des corps électrisés ou aimantés sont définies par les lois dues à *Ohm*, *Ampère*, *Coulomb*, *Faraday*, *Siemens*, *Weber*,... d'où leur expression au moyen de ces noms eux-mêmes, ou encore de ceux de *Joule*, *Watt*,... qui en ont étudié la chaleur (V. ces mots). Le Congrès international des Électriciens de 1881 en a fixé la valeur d'après les unités connues de mesure, de poids et de temps : centimètre, gramme et seconde, d'où leur nom d'Unités C. G. S.

URÉTHROLYSE. — Électrolyse de l'urèthre, *linéaire* par lame tranchante, *circulaire* par olives.

URÉTHROSCOPE. — Endoscope particulier. Petite lampe à incandescence pouvant éclairer le fond de la vessie.

V

VARIABLE (État). — État d'un corps électrisé par un courant dont l'intensité n'est pas constante.

VEILLEUSE ÉLECTRIQUE. — Lampe s'allumant par la pression d'un bouton, d'éclairage momentané et par des piles faibles, des Leclanché, par exemple.

VENT ÉLECTRIQUE. — Application du *pouvoir des pointes* (V. ce mot), et déversement à distance de fluide électrique, surtout statique, par une ou plusieurs pointes. (V. *Douche, effluve...*)

VENTILATEUR ÉLECTRIQUE. — Ventilateur mû par un moteur électrique, renouvelle l'air aussi vite qu'on le veut.

VIDE. — Raréfaction de l'air dans les tubes de Crookes, 1/1000e de millimètre pour la production des rayons X; au delà, il ne se produit plus de transmission lumineuse.

VOLT. — Unité de force électro-motrice ou potentiel : on l'a choisie telle que l'élément Daniell, au sulfate de cuivre, représente presque exactement l'énergie du volt (du nom de *Volta*).

VOLTA-FARADIQUE. — Appareil d'induction fonctionnant avec la pile (des noms de *Volta* et *Faraday*).

VOLTA-GRAMME. — Appareils à *courants* ondulés, *sinusoïdaux*.

VOLTA-INDUCTION. — Induction dont la source est une pile.

VOLTAÏSATION. — Utilisation d'un courant produit par deux métaux placés dans un milieu acide, organique ou non, dont l'un se dissout lentement aux dépens et au contact de l'organisme, sans fils ni appareils extérieurs. C'est là l'origine et la base des chaînes, ceintures, plaques, bagues..., électriques si préconisées, quoique d'action bien limitée. (V. *Courants voltaïques* et *Galvanisation.*)

VOLTAMÈTRE. — Instrument permettant d'apprécier l'intensité d'un courant par la décomposition de l'eau.

VOLTMÈTRE. — Instrument destiné à mesurer la tension d'un courant, la force électro-motrice d'une pile. Il sert aussi à se rendre compte de la charge d'un accumulateur, sans tendre à l'épuiser comme peut faire l'ampèremètre. Un accumulateur doit donner 2 v. 2 à 2 v. 5 quand il est bien chargé.

W

WATT ou **VOLT-AMPÈRE**. — Unité pratique de puissance, d'énergie, de consommation électrique. C'est la puissance capable de produire un travail d'un joule par seconde, ou la puissance d'un courant d'un ampère sous un volt pendant une seconde. Le watt vaut 10^7 unités C. G. S. de puissance. Le cheval-vapeur vaut environ 736 watts. Si l'on représente par des lettres les données : E = force électro-motrice ou potentiel en volts ; I = intensité en ampères; g = accélération de la pesanteur; on a, pour le watt $= \frac{EI}{g}$ en kilogrammètres : c'est-à-dire que, pour calculer la puissance en kilogrammètres d'un courant, il suffit de multiplier le nombre des volts par celui des ampères, ce qui donne les watts, et de diviser ce nombre de watts par $g = 9{,}809$, soit *en pratique* par 10. *Exemple* : Une dynamo fournit un courant de 110 volts avec une intensité de 6 ampères; on dit qu'elle a ainsi une puissance de $110 \times 6 = 660$ watts ou de 66 kilogrammètres approximativement. C'est en watts que s'inscrit la consommation des secteurs d'éclairage sur les compteurs électriques, et en hectowatts que le prix en est calculé pour l'abonné.

DEUXIÈME PARTIE

FORMULAIRE ÉLECTROTHÉRAPIQUE PROPREMENT DIT

INDICATIONS ET PRINCIPES GÉNÉRAUX

Les maladies passibles des nombreuses formes électriques aujourd'hui connues vont être successivement passées en revue, avec l'indication sommaire des courants qui leur convient. Les lettres et signes : *C*, *P*, *I*, mA, *D*, +, —, ′, ″,... qui reviendront, souvent représentent les mots *Courant*, *Pôle*, *Intensité*, *Milliampères*, *Durée*, *positif*, *négatif*, *minute*, *seconde*. L'intensité est donc quantitativement figurée par le nombre de milli-ampères ou mA, et les signes + et — indiquent la nature des pôles, positif et négatif. Les courants continus doivent être bien continus, sans secousses, pour cela les *électrodes*, doivent être bien mouillées, la *manette* du *collecteur* maniée doucement et progressivement pour aller de 0 à l'intensité voulue et réciproquement; quand il s'agit d'aiguilles positives implantées, *inverser* doucement les pôles, pour les détacher facilement, ce qui n'est possible qu'en rendant négatives pendant deux ou trois secondes les aiguilles.

— Les moyens thérapeutiques indiqués, parfois nombreux pour une affection, doivent être employés ensemble, ou successivement quand le premier essayé a échoué. Il en est, en électrothérapie comme en thérapeutique ordinaire : plus les agents sont nombreux pour la cure d'une affection, moins ils sont efficaces, avec cette différence qu'ils peuvent souvent, presque toujours, se superposer sans danger. Les durées, les *doses*, doivent être progressivement augmentées; les séances trop courtes sont inutiles; trop longues, dangereuses : il ne faut pas dépasser 5 à 10′ de faradisation: 15′ d'électricité statique ou de haute fréquence conviennent pour commencer, car, bien qu'indolores et souvent imperçues, ces modalités électriques ne sont pas les agents inoffensifs que beaucoup de médecins croient encore!

A

ABCÈS. — *Cataphorèse, Bi-électrolyse, Galvano-cauère, Courants continus.*

1) (*Cataphorèse et bi-électrolyse*) : P — en pôle perdu ; + imbibé d'une solution d'iodure de potassium placé dans la région affectée ou en injection préalable avec aiguilles implantées dans l'abcès et amenant les deux pôles du courant; I, 10 à 20 mA. ; D, 10′ selon la région affectée ; tous les jours ; l'amélioration est bientôt sensible.

2) (*Galvano-cautère*). Ouverture électrique, ou pyrogalvanique, par le galvano-cautère, quand l'abcès est superficiel.

3) *Trocart et examen électrique* quand il est profond. A défaut d'un trocart électrique spécial, le trocart classique, isolé à la gomme-laque sauf la lame perforante, est relié au pôle négatif d'un courant faible, le positif étant en pôle perdu. On enfonce ainsi peu à peu ; quand on arrive à la partie congestionnée, remplie de matière caséeuse — avant la liquéfaction totale de la substance morbide — la sensation douloureuse accusée par le malade sous l'influence du courant continu explorateur (25 mA) est maximum. On reconnaît ainsi le siège de la lésion, on sort alors la lame du trocart en

laissant sa gaine, et on la remplace par un fil de forme appropriée que l'on fait rougir et qui cautérise, modifie la substance caséeuse et en prépare la résorption ou la maturation. Ainsi. on active la guérison en diminuant la période fébrile et la durée de congestion des tissus.

4) *Courants continus descendants* : P, + sur la région enflammée, contre l'élément douleur, dès le début de l'affection; — au-dessous; D, 5′; F, 2 fois par jour; I, supportable, variable avec la région; une antisepsie rigoureuse est nécessaire.

Si l'abcès est tendu, prêt à s'ouvrir, une aiguille avec P — est indiquée : elle ouvrira, *électrolysera* le tissu morbide.

Ces traitements électriques d'une affection aiguë, l'*abcès*, sont récents; on peut les appliquer encore à l'adénite, au furoncle, à l'hématome, aux métrites (curettage électrique),... et ils s'étendront de plus en plus avec la rationnelle disparition du préjugé repoussant toute intervention électrique dans les affections aiguës. Souvent, au cours de ce *Formulaire* et afin d'éviter les répétitions, faudra-t-il se reporter au mot *abcès;* aussi ces méthode *électrolytiques*, *bi-électrolytiques*, *pyrogalvaniques*, sont-elles résumées ici.

Quatre méthodes sont en présence :

1° *L'ouverture au galvano-cautère de l'abcès*

superficiel qui pourrait être classique. L'asepsie de l'emploi du feu en fait une méthode de choix pour toute tumeur superficielle à ouvrir. Aussi le thermo-cautère est-il préféré par maints chirurgiens, mais le galvano-cautère, plus maniable, devient de plus en plus l'instrument indiqué.

2° *L'ignipuncture avec électro-diagnostic de l'abcès profond* ou de toute tumeur au tissu morbide non superficiel. Il s'agit d'arriver — *sans voir et cependant avec certitude* — sur des lésions profondes, sous-jacentes à des masses musculaires plus ou moins considérables. On sait que les organes internes ne manifestent leur existence qu'à l'état morbide ; on sait en outre qu'un tissu morbide lésé, enflammé, congestionné, se montre, plus que le tissu sain, sensible à l'action électrique ; par suite et pour être sûr — une fois la lésion trouvée — de bien rester en place pour la cautériser, l'instrument doit être *un*, servir à la fois au diagnostic et à la cautérisation. C'est le cas des instruments *nouveaux* destinés à la *pyrogalvanie interne*, en cela bien distincte de la *pyrogalvanie* classique, connue, opérant toujours superficiellement ou *de visu*. Ici l'instrument explorateur et destructeur supplée *consciemment* la vue. Et insister sur la nouveauté de *l'électro-diagnostic et de l'ignipuncture simultanés, conscients et pro-*

fonds, c'est éviter une confusion regrettable, et destinée à empêcher l'extension de ce domaine inexploré. Il y a là maintes surprises heureuses à attendre et diverses expériences sur les animaux font espérer qu'on pourra peut-être ainsi, en un avenir prochain, cautériser des foyers tuberculeux, des poumons caverneux, des foies cirrhotiques...

3° Une identique confusion du connu et de l'inconnu se fait pour la *bi-électrolyse* déclarée identique à la *cataphorèse* ou à la simple électrolyse. Celle-là est un ensemble de phénomènes électro-chimiques complexes, d'*isolement de plusieurs corps à l'état naissant*, suractifs, produits toujours forcément et *par définition même*, lors de toute combinaison ou décomposition en corps simples. Ces actions produites aux dépens des substances complexes modifient ainsi les lois de Berthollet sur la double décomposition des corps ; elles sont concomitantes, mais totalement différentes des faits cataphorétiques de transport moléculaire, *infinitésimal* de particules médicamenteuses.

La cataphorèse est bien connue depuis le siècle dernier ; elle se superpose toujours, avec les courants continus, à la *bi-électrolyse*. Cependant superposition n'implique pas confusion, d'autant plus que la *bi-électrolyse* a fait créer des *appareils nouveaux et des méthodes nouvelles en médecine et en hygiène* alors que la cataphorèse n'a rien fait produire en un siècle et demi ; chacun des promoteurs du simple transport électro-médicamenteux l'abandonnant peu après sa pseudo-innovation qui ne lui donnait pas les résultats attendus ! Aussi, pour bien marquer la différence et la superposition des phénomènes, est-il ici indiqué presque constamment : « cataphorèse et bi-électrolyse », ou : cataphorèse et électrolyse médicamenteuse ».

4° *L'électrolyse*, plus simple, mais moins parfaite, peut rendre également de grands services, en diagnostiquant et électrolysant ensuite, séance tenante, la lésion profonde.

ABCÈS SUPERFICIEL ET PROFOND DE LA CORNÉE. — (V. *Cornée.*)

ABCÈS TUBERCULEUX. — (V. *Abcès.*)

ACCIDENTS ÉLECTRIQUES. — Foudroiement plus ou moins complet par l'électricité atmosphérique ou industrielle. Soustraire d'abord le patient à la cause *sans le toucher directement*, se servir d'*isolants*, sous peine, s'il s'agit de câbles dénudés en un point, de subir le même sort. Ceci fait, le traiter par la respiration artificielle, les tractions rythmées de la langue,... ne pas se lasser ; si les mâchoires sont contracturées, soulever les deux bras en cadence, faradiser le larynx extérieurement, le nerf phrénique, le diaphragme,... masser le thorax, appliquer des moxas sur le ventre (V. *Asphyxie*); même dans le cas de la foudre, de choc en retour, on est arrivé ainsi à des résultats heureux. Les courants industriels alternatifs sont moins dangereux que les courants continus, les premiers inhibent, syncopent, les seconds électrolysent, détruisent.

ACCOUCHEMENT. — *Courants d'induction* appliqués des deux façons suivantes :

1) *Induction* : P, + à droite ; — à gauche de l'utérus (*application externe*) ; I, moyenne; D, 5' ; suivre le travail naturel et reproduire les contractions intermittentes.

2) *Induction* : P, + au niveau de la région sacro-lombaire ; — sur l'abdomen; I, supportable; D, 5' ou 10', interrompre, pour ne recommencer qu'au moment d'une contraction utérine; suivre le travail ; mais avec la main sur l'abdomen, représentant un pôle. C'est là un *massage électrique*.

Il faut éviter de faire traverser par le courant la tête du fœtus, et se rappeler que le courant d'induction peut, par son action sur les muscles intéressants, remplacer avantageusement les manipulations les plus vigoureuses, pour le plus grand bien de l'opération et du sujet. Ces qualités sont toujours trop ignorées.

Pour les *hémorrhagies* (V. ce mot), l'électricité galvanique ou faradique peut être utilisée.

ACNÉ KÉLOÏDIEN VULGAIRE... —

1) *Bi-électrolyse.* S'il y a tumeur, y injecter une solution d'iodure de potassium à 10 % et amener le courant continu par une aiguille de platine reliée au pôle —, le P + étant en pôle perdu; I, 15 à 20 mA; D, 15' à 30'; tous les deux jours.

2) *Pyrogalvanic.* Pointe fine de galvano-cautère introduite dans la cavité sébacée, y détruit la graisse et le *desmodex folliculorum*, acare qui fait hypersécréter la glande sébacée.

3) *Électrolyse*, comme pour l'épilation. Courants continus; P, + dans la main du patient; — dans la cavité folliculaire. (V. *Hypertrichose.*)

ACTINOMYCOSE DE LA FACE. — C. *Electrolyse interstitielle* (*Cataphorèse, Électrolyse médicamenteuse*); P, + en pôle perdu; —, à une électrode trempée dans une solution d'iodure de potassium, appliquée sur la partie malade; I, 15 à 20 mA; D, 15'; tous les deux jours.

ADÉNITE. — C. *Courants continus, Élec-*

trolyse, *Cataphorèse* et *Bi-électrolyse* sur le ganglion induré, voire ulcéré, dont il faut diminuer la grosseur ou la douleur.

1) *Continus. Courants descendants, atrophiques;* P + à la nuque; — sur le ganglion; I, 5 à 10 mA; D, 10′ à 15′; tous les jours; on peut ainsi modifier l'application : le P — sur le ganglion; le + dans la région; I, 15 à 20 mA; D, 15′; tous les jours; le succès serait plus prompt et plus net, par l'emploi du pôle négatif (plutôt irritant d'ordinaire) et des grandes intensités.

2) *Électrolyse*; P + à un anneau métallique fait d'un gros fil de cuivre qui doit entourer la glande (cet anneau garni de peau, bien entendu); — au centre du ganglion, représenté par une tige mousse faite d'un gros fil de cuivre. On promène cette électrode à la surface du ganglion rendu saillant; I, 15 à 20 mA; D, 5′; tous les jours. *Après quelques séances*, on constate sur la glande un point rouge proéminent, on remplace le fil de cuivre par une aiguille d'acier très fine qu'on applique sur le point rouge; I, 30 mA, Après plusieurs transformations du point rouge, l'aiguille pénètre dans le ganglion sans aucun effort; D, à la disposition de l'opérateur suivant le résultat à obtenir qui consiste à former, au bout de quelques jours, un petit canal qui reste béant et qui permet une élimination rapide du contenu de la glande,

surtout quand on a soin d'exciter les tissus voisins par les douches chaudes, le massage, l'électricité statique ou galvanique; habituellement la douleur est supportable; lorsqu'elle est trop intense, on retire l'aiguille, puis on l'applique de nouveau. On peut aussi remettre au lendemain la suite de l'opération. On trouve alors une petite eschare noire que cette fois on traverse facilement ou qu'on enlève par le grattage.

3) *Bi-électrolyse et Pyrogalvanie.* (V. *Abcès.*)

Le régime, l'huile de foie de morue iodurée s'il y a du lymphatisme, compléteront avantageusement l'électrisation.

ADHÉRENCES, IRITIS et **LÉSIONS OCULAIRES DU RHUMATISME** (V. ce mot).

AFFECTIONS CARDIAQUES. — (V. *Affections du cœur.*)

AFFECTIONS DOULOUREUSES DIVERSES. — (V. *Douleur.*)

AFFECTIONS DU CŒUR. — Douche statique et C. *Continus*, avec P + sur le cœur (V. *Douleur.*)

AFFECTIONS DE L'AGE. — L'âge critique se fait sentir chez l'homme et la femme par des symptômes de *neurasthénie* et par des troubles menstruels, *dysménorrhée*, *obésité*,... (V ces mots.)

AFFECTIONS GÉNITALES. — (V. *Impuissance*.)

ALBUMINURIE. — (V. *Néphrite*.)

ALIÉNATION MENTALE, DÉMENCE, FOLIE. — *Hypnotisme* — C. *d'Induction*, E. *statique*.

1) *L'Hypnotisme*, par les *miroirs rotatifs*, la suggestion, le regard..., donne des moments de détente et de calme. Quelquefois on se borne à faire disparaître certains symptômes comme les hallucinations, les idées de persécution, l'insomnie, l'hypocondrie, la lypémanie.

2) *Induction*. — L'obéissance du sujet est souvent obtenue d'une façon très pratique, très simple par l'application, dans les mains ou sur toute autre partie du corps, d'un courant d'induction désagréable (puissant ou non, suivant le sujet). Des sujets arrivent alors à obéir à la seule vue de l'appareil.

3) *Douche cérébro-statique*. — Des fous se sont endormis sous le vent électrique du peigne. C'est là une méthode à généraliser.

ALTÉRATION ou **RALENTISSEMENT DE LA NUTRITION** (*Maladies par*). — (V. *Anémie.*)

AMAUROSE, AMBLYOPIE. — C. *Continus;* P, — sur le front ou sur le globe; + dans la main ou derrière les oreilles; I, 2 à 4 mA; D, 2′ ou 3′; tous les jours; éviter les phosphènes, par un courant bien continu.

L'*amblyôpie toxique*, dû au *tabac* ou à l'*alcool*, est traité de même par les C. *Continus*; avec le P + sur la nuque et derrière l'oreille; le — promené sur la face externe des paupières avec un excitateur olivaire; I, 4 à 8 mA; D, 30′; tous les jours, et un courant bien continu.

AMÉNORRHÉE et **DYSMÉNORRHÉE.** — *Traitement général et local.*

1° *Traitement général : C. Statiques et de haute fréquence; Induction* généralisée; *Influence* électrique par les *courants statiques*, la douche et le bain statiques, et les courants de haute fréquence par le grand solénoïde ou le lit condensateur.

Courants d'induction; P, + à la nuque; —, promené sur tout le corps; I, moyenne, bien ressentie; D, 10′ suivant l'observation; matin et soir à jeun; guérison : traitement long.

2° *Traitement local* : *Courants continus*, par l'électrolyse ou la bi-électrolyse avec électrodes insolubles ou solubles ; P, — en charbon, en platine, ou en fer, en zinc, en cuivre.... dans l'utérus ou sur la région abdominale ; +, au bas de la colonne vertébrale ou sur l'abdomen par une grande électrode feutrée recouverte de plomb ; I, 5 à 15 mA ; D, 5' ; tous les jours..

Courants d'induction et Massage utérin : P + et — avec électrode bi-polaire dans le vagin, ou électrode bi-polaire dans l'utérus ; I, moyenne et *suivant la sensibilité du sujet*, avec la bobine de fil fin ; D, 5' ; pour une vierge, P + dans le rectum, — sur la région lombo-suspubienne ou sur la région abdominale. Les courants *sinusoïdaux*, *diphasés*, qui sont une forme d'induction, sont encore discutés, surtout niés, comme efficacité thérapeutique.

Pour l'aménorrhée en particulier, il faut d'abord *s'assurer qu'il n'existe pas un début de grossesse*, bien qu'on ait vu des utérus gravides électrisés les premiers mois sans que la mère ni l'enfant aient paru s'en ressentir.

Si la dysménorrhée ou l'aménorrhée sont dues à des obstacles matériels : *polype*, *atrésie*..., il faut d'abord les faire disparaître.

AMYDGALES (*Hypertrophie des*) et

AMYGDALITE CHRONIQUE. — *Pyrogalvanie et Électrolyse.*

Pyrogalvanie. — Méthode lente : cautérisation avec cautère simple ou multiple, ce dernier à plusieurs pointes est préférable, I, rouge vif ; action instantanée, tous les deux jours s'il y a lieu ; la guérison est assez prompte. Insensibiliser, si l'on veut, d'abord l'amygdale avec la cocaïne, puis gargarisme calmant, boisson très fraîche, glace, s'il y a douleur... et envelopper le cou pendant 24 heures.

Ne pas trop enfoncer les cautères pointus, se défier de l'action trop vive et des radiations qui pourraient devenir dangereuses pour le voisinage ; la pénétration ne doit pas être trop prompte ; le meilleur cautère est celui en hélice ou en lame plane comme un fer à repasser. On *repasse* alors l'amygdale avec un cautère plan, assez volumineux, que l'on retourne sur lui-même de façon à présenter le plat du cautère parallèlement à l'organe. Les accidents consécutifs sont très rares et seulement dus à la pénétration du cautère dans l'amygdale.

Méthode rapide : — On peut encore enlever l'amygdale en une seule séance avec l'anse galvanique : c'est l'*Électro-amygdalotomie*, plus complète au point de vue des résultats. On badigeonne l'amygdale avec une solution de chlorhydate de cocaïne, et encore cela n'est pas indispensable, la douleur étant minime. Certains opérateurs graduent le courant par un rhéostat, d'autres prennent tout de suite une plus grande intensité que celle nécessaire et procèdent par interruptions successives, en pédiculant constamment l'amygdale, pendant l'interruption du courant. La graduation par le rhéostat doit être surveillée constamment, c'est la méthode préférable, on diminue peu à peu l'intensité du courant au fur et à mesure que se coupe l'amygdale, et l'on évite ainsi la fusion si dangereuse de l'anse galvanique.

L'*électrolyse* s'applique avec le P + en pôle perdu sur le bras ou l'épaule, — à l'instrument; I, 10 à 20 mA., suivant le sujet; D, 5′; 2 fois par semaine; on arrive à la guérison, mais bien moins promptement cependant que par la pyrogalvanie.

AMYOSTHÉNIE et **AMYOTROPHIES.** — (V. *Atrophies.*)

ANASARQUE. — C, *Induction* : P + et — sur la région; I, faible; D, une demi-heure, et une fois par jour; résultats douteux.

ANÉMIE. — CHLORO-ANÉMIE. — CHLOROSE. — AFFECTIONS PAR ALTÉRATION ou **RALENTISSE-**

MENT DE LA NUTRITION. — Traitement de tout l'organisme par les *courants continus, discontinus et statiques; les bains électriques, électrisés et de lumière; les courants sinusoïdaux, de haute fréquence et de grande intensité; les inhalations d'ozone; l'électrisation générale* étant la note dominante pour globuliser le sang et activer les combustions organiques, relever la température...

1° *Courants induits* : P, + à la nuque; — parcourant tout le corps; on procède ainsi : une plaque représentant le pôle + est mise à la nuque, puis un rouleau représentant le pôle — est promené ensuite depuis la nuque (à 3 centimètres de la plaque) jusqu'au bas de la colonne vertébrale. Puis, pour le bras, le rouleau est porté aux épaules et conduit jusqu'à la main. Pour les jambes, la plaque + est placée dans le bas de la colonne vertébrale et le rouleau —, porté vers elle, est descendu jusqu'aux pieds. Le rouleau est ensuite amené dans la région pubienne et promené dans toute la largeur. Le rouleau est enfin porté sur la poitrine où on le manœuvre dans tous les sens; I, courant bien ressenti, plutôt un peu fort; D, 10', matin et soir. Prendre généralement la bobine de fil fin. Le bien-être est rapide et les résultats bons, mais non immédiats; ils subsistent bientôt, restant acquis; par suite, la circulation s'améliore peu à peu, le moral suit ce mouvement et l'état général se modifie très promptement.

2° *Courants continus* : le dispositif *ascendant* est indiqué, avec l'application du pôle —, hypertrophique, sur les régions anémiées, en le promenant sous forme de rouleau ; l'I, toujours supportable, devra varier avec chaque personne.

3° *Courants statiques* : des étincelles peuvent être tirées sur toute la surface du corps, sauf pour la tête où l'on se borne à des effluves ; D, 10′, matin et soir.

4° *Les bains hydro-électriques* avec des sels solubles de fer (sulfate *bi-électrolysé*), s'il s'agit de bains galvaniques avec cloison isolante, ou même pour les bains faradiques. Il ne faut pas prolonger les séances dans l'eau, ni y avoir une température trop élevée, 33 à 35° C. pour une durée de 5′ à 10′.

Les *bains de lumière*, avec 40 à 50 lampes à incandescence de 10 bougies chacune (12 à 15 ampères à 110 volts) répétés tous les jours, 15′ à 30′ feront le plus grand bien.

Certains symptômes féminins, *aménorrhée*, *dysménorrhée* (V. ces mots), seront également traités.

Les courants de haute fréquence et de haute intensité agiront sur l'état général, le grand solénoïde est indiqué.

Les inhalations d'ozone données sans excès donnent des résultats intéressants; on diminuera la durée de l'inhalation, si, au début, l'élévation du pouls — élévation nécessaire et fatale — était trop rapide. La circulation devient plus active, se régularise avec l'ozone donné peu à peu; l'appétit subit immédiatement une activité considérable, comme dans tous les traitements électriques *bien appliqués*, il n'y a aucun danger, aucune conséquence contraire à la santé générale, et c'est par cette atmosphère électrique ozonée qu'agissent souvent les formes électriques.

ANESTHÉSIE, STIGMATES HYSTÉRIQUES, NÉVRITIQUES, TRAUMATIQUES, D'ORIGINE PÉRIPHÉRIQUE OU CENTRALE. — C. *Continus et induits.*

Les *courants continus* sont appliqués comme pour la *Névrite* et l'*Atrophie* (V. ces mots). Ils sont ascendants avec pôle — sur la région anesthésiée; I, aussi forte que possible car les tissus sont plus résistants que chez l'individu sain, bien déplacer la plaque négative pour éviter les escharres.

Pour l'*Induction*, appliquer le P + au-dessus; — au-dessous de la partie intéressée; I, courant fort; D, 5′ à 10′; deux fois par jour.

L'insensibilité faradique ou réaction de dégénérescence existe souvent, même chez les hystériques où la motilité est conservée ; aussi faut-il des intensités considérables.

ANÉVRYSME. — *Électrolyse,* — Faire pénétrer dans le cul-de-sac une aiguille +. Placer le pôle — le plus près possible du pôle +, et le fixer à une plaque de grande surface. (*La terre glaise ou mieux la plaque en feutre sont dans ce cas très utiles.*) I, 20 à 30 mA, bien constante ; D, 10′ ; deux fois par semaine, et à jeun. Les résultats sont encore peu importants pour la gravité de l'opération. Quelques auteurs activent la production du caillot, par l'introduction dans le sac d'un fil d'argent, sur lequel l'albumine vient se coaguler.

ANGINE DIPHTÉRITIQUE. — *Galvano-cautère.* Couteau ayant pour mission de détruire tous les foyers diphtériques visibles. Cette opération, pratiquée aussitôt que possible, a parfois donné des guérisons, mais elle peut ouvrir la porte à l'infection ; on cocaïne les parties malades, on fait sucer de la glace pour calmer les douleurs pendant la déglutition, on complète de gargarismes antiseptiques. On l'a surtout indiquée dans la diphtérie des amygdales, du voile du palais, de la luette et de la paroi postérieure du pharynx. L'asphyxie et l'intoxication diphtériques peuvent être combattues par l'induction, mais ce sont surtout les suites, les *paralysies* (V. ce mot) qui en relèvent.

ANGINE DE POITRINE. — C. *Continus* : P +, sur la nuque, et sur toute la région ; P —, en pôle perdu ; I, 10 à 25 mA ; D, 10′ ; une séance par jour, le matin ; le soulagement est souvent assez marqué.

ANGIOKÉRATOME, dénommé également **VERRUES TÉLANGIECTASIQUES.** — *Électrolyse.* (V. *Angiome.*)

ANGIOME (ANGIOMES CAVERNEUX, ULCÈRES,...). — C. *Électrolyse* ; P, + dans la tumeur ; I, 50 à 70 mA, progressivement ; D, 15′ ; tous les jours avec un courant bien continu.

ANKYLOSE (avec ou sans *atrophie* (V. ce mot). — Déterminer la cause aux rayons X. Si elle est de nature minérale ou fibreuse, l'*Électrolyse* est indiquée : P — large électrode souple appliquée aussi près que possible du siège de l'adhérence fibreuse ; + maintenu vis-à-vis de la première. Les deux électrodes étant imbibées d'une solution forte, saturée d'iodure de potassium ou de chlorure d'ammonium, I, pour les ankyloses récentes, 15 à 30 mA; pour les anciennes, 20 à 50 mA; D, 10' à 30'; tous les 2 jours. Un courant fort (20 à 50 mA) et de courte durée paraît exercer une action résolutive plus puissante qu'un courant plus faible, mais que l'on fait agir longuement. De violentes secousses statiques agissent dans le même sens.

ANNEXES UTÉRINES (*Traitement des affections des*). — (V. *Ovarite, Salpingite, Métrite,...*) L'électricité, éminemment conservatrice, guérit souvent les annexes, en propageant, pour ainsi dire, la guérison de la muqueuse utérine jusqu'à la muqueuse tubaire (*électrolyse*).

ANOSMIE. — C. *continus*: P + sur le cou ou dans la main; — dans le nez à la partie supérieure des fosses nasales (partie olfactive), au moyen d'une tige garnie de coton mouillé d'eau salée; I, 15 à 18 mA; D, 5' à 10'; matin et soir.

ANTÉFLEXION DE L'UTÉRUS ET ANTÉVERSION. — (V. *Déviations utérines*.)

APHONIE NERVEUSE. — C. *Statiques, Suggestion, Induction*.

1° *Courants statiques :* Étincelles tirées sur la région antérieure du cou; I, boule de trois centimètres de diamètre; D, 5′; 3 fois par semaine,la guérison est assez rapide ; parfois, dès la première application, la voix revient pour quelques instants.

2° *Suggestion et Miroirs hypnotiques.*

3° *Courants continus et induits*, comme pour l'*anesthésie* (V. ce mot).

L'*aphonie rhumatismale* relève de ces derniers moyens avec les P + et — du courant induit dans l'organe au moyen d'un excitateur bipolaire; I, faible, supportable ; D, 3′ à 5′ à plusieurs reprises suivant la tolérance de l'organe; tous les matins, et à jeun; le fil de l'appareil donnant des intermittences vives est préférable. La guérison est lente, mais fréquente. Il est bon d'essayer le courant sur la langue du sujet avant l'introduction dans le larynx. Lorsque la voix se produit tant que l'électricité est appliquée et se perd dès que le courant est interrompu, on peut être assuré que la voix se maintiendra bientôt d'une façon durable.

APOPLEXIE. — Traitement des *paralysies* (V. ce mot) partielles qui en découlent.

Attendre une semaine après l'attaque, avant de commencer l'électrisation.

APPENDICITE. — (V. *Pérityphlite.*)

ARTHRALGIE. — **ARTHRITE**. — (V. *Rhumatisme.*) — Les arthrites sèche ou fongueuse ne peuvent qu'être soulagées par les courants continus : la nécessité ou non d'une intervention opératoire se constate aux rayons X.

ASPHYXIE. — (V. *Accidents, Respiration artificielle.*)

ASTHME. — 1° *Courants d'induction* : P + dans la main ; —, promené sur le thorax, le larynx et le dos ; I, modérée et suivant la région ; D, 5′ ; deux fois par jour au minimum ; fil fin. — 2° *Courants continus* : P — promené sur le thorax et P +, en pôle perdu ; I, 10 à 15 mA. — 3° *Courants statiques*, avec étincelles dans le dos et sur la poitrine. — 4° *Ozone*, en inhalations prudentes et mesurées.

ATAXIE LOCOMOTRICE, MALADIE DE DUCHENNE. — **TABES DORSALIS** (*spasmodique ou non*). — C. *Bains électriques* ou plus exactement *Bains électrisés* *faradiques*, *Courants continus*, *Courants statiques* et *Bains de lumière électrique*.

1° *Bains électriques* : P, + sur la colonne vertébrale; — aux pieds; I, moyenne, d'après le sujet; D, 10′; tous les deux jours et à jeun (*à cause du bain*); la bobine est spéciale, à gros fil; on peut employer encore un milieu conducteur formé de vapeur médicamenteuse (*électro-fumigation*).

2° *Courants continus* : P, + à la nuque; — tout le long de la colonne vertébrale; I, 10 à 15 mA.; D, 10′ *dont* 5′ *pour la colonne vertébrale*, et 5′ *sur les jambes*); trois séances par semaine; courant bien continu; la guérison est longue à obtenir, mais l'amélioration est assez prompte, surtout quand la syphilis n'entre pas en ligne de compte.

3° *Courants continus et induits par le pinceau galvanique ou faradique*; il dissipe les troubles urinaires plus rapidement que la suspension, il ramène la sensibilité dans les membres inférieurs, amende les douleurs fulgurantes et diminue l'ataxie; P, + sur la cuisse; — au pinceau; I, sensible; D, 3′ à 6′, tous les jours; le pinceau humecté d'eau salée est promené d'abord sur la région lombaire jusqu'à ce que la peau prenne une coloration rouge intense (3′), puis sur chacun des membres inférieurs (3′).

4° *Courants statiques* : douche ou étincelles.

5° *Bains de lumière*, 500 bougies, 12 ampères à 110 volts, 15′ à 20′ tous les jours, résultats excellents surtout dans la période de début.

ATONIE. — (V. *Paralysie.*)

ATONIE DE L'ESTOMAC. — (V. *Dyspepsies.*)

ATONIE VÉSICALE. — Rétention incomplète de l'urine. — Sondage. Induction. (V. *Ataxie*, *Incontinence d'urine.*)

ATONIE DE LA MATRICE AVANT ET APRÈS L'ACCOUCHEMENT. — C. *Induction* : P, + sur le col ; — sur une cuisse ; I, moyenne, supportable ; D, 5′ ; tous les jours, mais pendant le repos de l'organe ; gros fil, intermittences lentes ; l'amélioration est prompte.

ATONIE, PARÉSIE, PTOSE ou **PARALYSIE INTESTINALE.** — *Courants continus ou induits* : P, — sur le ventre, déplacé fréquemment ; + sur la cuisse ; D, 5′ ; deux fois par jour et à jeun ; ou *Pyrogalvanie*, sur le ventre, pointes de feu avec cautère.

ATRÉSIE DU COL. — *Dilatation.* — *Électrolyse circulaire.* (V. *Rétrécissements.*)

ATRÉSIE UTÉRINE. — C. *Continus;* *Électro-massage.*

1° *Courants continus :* P, + sur le ventre; — au col; I, 15 à 30 mA; D, 10′; deux fois par semaine.

2° *Électro-massage*, par électrode à capuchon et interne ou par vibrations mécaniques produites par un moteur électrique.

ATROPHIES. — ATROPHIE MUSCULAIRE, ACCIDENTELLE ou PROGRESSIVE. — AMYOTROPHIES. — MYOSCLÉROSES. — MYOPATHIES. — *Courants continus et induits :* Successivement, avec les mêmes pôles : P, — sur la région atrophiée; + plus bas; I, courant de 15 à 20 mA, ou supportable; D, 10′ pour chacune des applications; tous les jours; amélioration et guérison promptes. On a vu des sculpteurs frappant sur leur ciseau avec la main, arrivant à une atrophie sensible, des suites de chutes affectant certains muscles et amenant une atrophie du membre. L'ataxie présente souvent aussi des atrophies des éminences thénar et hypothénar; le *saturnisme* de même.

Étincelles statiques ou de haute fréquence

(avec le petit solénoïde) sur la région atrophiée.

ATROPHIE PAPILLAIRE. — (V. *Névrite optique.*)

ATROPHIE SECONDAIRE. — (V. *Névrite périphérique.*)

B

BEAUTÉ. — La régularité des traits peut être altérée par le relâchement des tissus, les *rides*, la *couperose*, les *poils* intempestifs, l'*eczéma*, les manifestations du *rhumatisme*, *le ptosis*... (V. ces mots.)

BLENNORRHAGIE. — *Bi-électrolyse* : P, + au tube médicamenteux (solution de nitrate d'argent au 1/25e), fermé par de l'ouate hydrophyle et appliqué sur la lésion qui se trahit par une sensation de douleur que n'accuse pas le voisinage; — sur le périnée; I, 10 à 15 mA; D, 5′ au maximum; tous les deux jours; courant bien continu; résultats prompts; antisepsie ordinaire. Quand on approche de la guérison, on constate à la sortie du tube un abondant précipité blanc, cailleboté de chlorure d'argent.

BLÉPHAROSPASME. — *Courants continus :* P + derrière la nuque ou sur le trajet du nerf sous-orbitaire; P — promené au pourtour de l'orbite ou sur la face externe des paupières; I, inférieure à 10 mA; D, variable avec les auteurs entre 5′ et 30′; tous les jours; courant bien continu.

BOURDONNEMENTS D'OREILLE. — *Bruits subjectifs.* — *Courants continus :* P, + en plaque sur le tragus; — sur le cou ou dans la main; I, 10 à 12 mA; D, 10′; matin et soir. — *Courants induits ou de haute fréquence :* un pôle à l'excitateur olivaire introduit dans l'oreille, l'autre dans la main; I, courant faible, à peine sensible; D, 5′; matin et soir. — *Effluves statiques,* sans étincelles.

BRONCHITE CHRONIQUE. — *Tuberculose.* — *Électrisation induite* généralisée sur le thorax : P, + à la nuque; — promené partout; I, bien ressenti par le sujet; D, 5′; matin et soir, au lit. — *Courants continus* : même traitement que ci-dessus; I, 5 à 15 mA. — *Bi-électrolyse :* ventouses-électrodes à demi remplies de liquide (*iodure de potassium créosoté,* mettre 2 grammes de créosote) et appliquées au siège maximum des bruits stéthoscopiques morbides. Le pôle + communiquant avec la peau par un fil de platine traversant ventouse et liquide; le pôle — placé de même, plus bas; I, 40 mA; D, 10′; tous les deux jours; résultats très bons. Les seuls inconvénients sont les ecchymoses violettes et étendues un peu longues à disparaître. — *Inhalations ozonées*, faibles et répétées. — *Vésication radiothérapique* par les rayons X, dirigés sur les cavernes, les lésions pulmonaires ou bronchiques. — *Bains de lumière vitalisée.*

C

CACHEXIE. — *Ozone, courants statiques et de haute fréquence.* — (V. *Anémie.*)

CALCULS URINAIRES. — *Bi-électrolyse* avec injections vésicales préalables d'une solution alcaline (bi-carbonate de soude).

CANCER EXTÉRIEUR. — La *Bi-électrolyse* agira sur la tumeur : P,— sous l'aisselle et promené; + sur la tumeur même: les deux pôles reposant sur de grandes compresses imbibées d'iodure de potassium, d'antipyrine, de morphine, selon les symptômes; séparément ou simultanément, s'il s'agit d'un cancer du sein; en outre, des douches de vapeur d'eau chargée d'iode peuvent être projetées entre les deux électrodes; I, 15 à 25 mA; D, 60′; tous les jours, à jeun; les *Courants continus* avec P + sur la tumeur calment la douleur.

CANCER DU COL, DE L'UTÉRUS. — *Pyrogalvanie*, avec le galvano-cautère au rouge sombre; ensuite tous les 15 jours bourrer de bleu de méthylène.

Courant continu, tige +, électrolytique, introduit dans le néoplasme à un centimètre de profondeur; P — électrode de platine enfoncée aussi dans le néoplasme à très peu de distance de la première; I, 40 à 70 mA; D, 3′ à 5′; commencer dès la constatation de la tumeur; tous les huit jours. *Si la tumeur est inaccessible*, le courant continu est appliqué ainsi : P, + avec une électrode de platine ou de charbon dans la cavité utérine; — électrode indifférente sur le ventre; I, 150 à 400 (?) mA; D, de 3′ à 5′ suivant l'intensité; tous les 8 jours dès que l'on constate la tumeur.

Bi-électrolyse : tiges de cuivre, aluminium,... au pôle — ou négatif et sur la tumeur. Si le col paraît seul atteint, on l'enlève avec l'anse galvanique; on opère encore le tout, corps et col, avec le couteau galvanique.

CANCROÏDE DE LA FACE. — *Électrolyse* et *cataphorèse*, bleu de méthylène et chlorate de potasse : P, + dans la partie malade, représenté par plusieurs aiguilles; — en pôle perdu ou pôle circulaire; I, 8 à 15 mA; D, 10′; à volonté; courant bien continu. De l'ozone se produirait dans le sang sous l'action des courants continus.

On a encore préconisé l'électrolyse du malade endormi au chloroforme et surveillé; I, 300 à 400 mA; D, 15′ à 30′, on déplace plusieurs fois les aiguilles, en prenant la précaution de ramener le collecteur à zéro; le courant est fréquemment interverti, sans secousses. Antisepsie rigoureuse. Les résultats seraient très bons.

CARDIOPATHIES. — (V. *Douleur.*)

1° *Courants continus* : P + sur la région affectée; — plus bas, en pôle perdu; I, 15 à 20 mA, suivant tolérance; D, 15′; tous les jours. — 2° *Induction*; mêmes principes, même méthode; I, suivant la sensibilité du sujet. — 3° *Courants statiques* : étincelles ou mieux effluves sur toute la région; I, supportable. — 4° *Douche hydro-électrique.*

CASQUE NEURASTHÉNIQUE. — (V. *Neurasthénie.*)

CATALEPSIE, LÉTHARGIE, HYSTÉRIE. — État général traité par les *Courants continus* : P, + sur la moelle; — sur les muscles; ou bien + sur le pneumo-gastrique; — sur les vertèbres cervicales; I, 5 à à 15 mA; D, 30′ à 60′ pour les applications sur la moelle; sur le pneumo-gastrique, limitée au résultat obtenu; tous les jours: un courant bien continu. On a affirmé prévenir ainsi les accès et en diminuer la fréquence.

Courants d'induction, appliqués localement lors de la crise; courant fort, limité à la sensibilité du malade. Électrisation du nerf phrénique. (V. *Accidents*, *Asphyxie*, *Syncope*, *Nerfs vaso-moteurs.*) Ces courants arrêteraient les accès.

On peut les compléter de moyens révulsifs, moxas, pointes de feu.

Douche statique et *hypnotisme* comme moyens préventifs.

CATARRHE BRONCHIQUE. — (V. *Bronchite*).

CÉPHALALGIE ACCIDENTELLE, CÉPHALÉES. — (V. *Migraines.*)

CHALAZION. — (V. *Tumeur des paupières.*)

CHÉLOÏDES. — *Pyrogalvanie.* Scarifications profondes avec le cautère galvanique.

Électrolyse : bi-polaire le plus souvent, les

deux pôles dans la chéloïde ou encore P — dans la chéloïde; — en pôle perdu; I, 5 à 10 mA; D, 5′; deux fois par semaine; bons résultats, mais meilleurs combinés aux scarifications tranchantes ou galvaniques.

Effluve statique ou *de haute fréquence*, 2′ ou 3′ sur la région, tous les jours.

CHEVEUX (*chute d'origine nerveuse*). — *C. continus* : P, + à la nuque; — sur la tête; les résultats sont douteux, on les applique encore sous forme de calotte; I, 5 à 10 mA; D, 10′; matin et soir, si l'on n'en éprouve aucun inconvénient; à jeun, courant bien continu. Comme on l'a fait contre la pelade, essayer l'*induction* avec le balai faradique ou un peigne spécial.

CHLORO-ANÉMIE, CHLOROSE. — (V. *Anémie*.)

CHORÉE. — *Bain électrique avec bi-électrolyse ferrugineuse.* — *Courants statiques.*

Contre la **Chorée rythmée**, on a une observation de guérison relative par les *Courants continus*, ainsi appliqués : P,+ à la nuque; — sur le front : I, moyenne, 5 à mA; D, 5′, 10; tous les jours; courant bien continu.

CICATRICES, TATOUAGES. — (V. *Chéloïdes.*)

Escharres électrolytiques : P +, indifférent sur la région sacrée (large plaque); — sur la cicatrice, promené partout, en insistant plus particulièrement sur les parties rouges; I, 3 à 5 mA; D, 15′ à 30′; tous les jours, en veillant à ne pas faire de brûlure profonde.

Bi-électrolyse contre les tatouages, avec aiguilles imprégnées successivement de tanin et d'un sel d'argent : P, + à l'aiguille; — en pôle perdu, comme pour l'épilation électrique. (V. *Hypertrichose.*)

CHOROÏDITE. — *Corps flottants de l'œil.* — *Courants continus* : P, + derrière l'oreille; — autour de l'œil, l'œil étant fermé; I, 4 à 6 mA; D, 5′; matin et soir; courant bien continu.

CŒUR (*Affections du*). — (V. *Cardiopathies, Douleur.*)

COLIQUES. — *Bain ou mieux Étincelles statiques*, *Induction* pour la diarrhée et pour la *constipation* (V. ce mot) colliquative ou non.

COLIQUES DE PLOMB ou **DE CUIVRE.** — **SATURNISME.** — *Courants* *continus* : P, — sur le ventre, et fréquemment déplacé; + au rectum ou dans le dos, sous forme de tampon ou d'excitateur olivaire; I, 10 à 25 mA; D, 10′; 2 ou 3 fois par jour; courant d'abord continu pendant 5′, *puis intermittent pendant les autres* 5′; soulagement important et souvent immédiat.

COLIQUES HÉPATIQUES ou **NÉPHRÉTIQUES**. — *Courants d'induction* : P, + à la nuque; — dans toute la région affectée; I, supportable; D, 5′ à 15′, suivant tolérance; matin et soir.

Courants continus, avec P + sur la région douloureuse.

CONDUIT AUDITIF (*Polypes du*). — (V. *Polypes*.)

CONGESTION. — Pour le **cerveau** V. *Apoplexie*. — Pour un organe tuméfié, courants continus avec P +, calmant sur la région malade.

Pour les **viscères** : *Courants d'induction* avec P + sur la région congestionnée, — plus bas; D, 15′; tous les jours; résultats bons; ou *Étincelles statiques;* ou *Bains faradiques*.

CONJONCTIVE (*Tumeurs de la*). — *Gal-*

vano-cautère. — Toutes les fois que cela est possible, les détruire au cautère galvanique, préférable au bistouri.

CONSTIPATION OPINIATRE. — OCCLUSION INTESTINALE. — CONVOLVULUS. — COLIQUES DE MISERERE... — Ces affections diverses, tenant à une parésie, à une paralysie ou à un enroulement de l'intestin, s'améliorent avec les mêmes traitements. Pour la simple constipation, on se trouve bien, dans l'intervalle des selles, de l'application du *courant continu* : P, + au creux épigastrique ; — promené sur toute la région ; D, 5′ ; deux fois par jour ; à jeun ; ou des *Courants d'induction* avec : P, + dans l'anus par un excitateur olivaire ; — dans une baignoire (*bain ordinaire*) ; I, supportable ; D, 5′ ; deux fois par jour ; à jeun ; ou de la *Franklinisation par étincelles* tirées dans la fosse iliaque, en augmentant la longueur de ces étincelles.

Le *lavement électrique*, connu depuis 1825, intervient dans les cas graves, avant l'opération qu'il supprime souvent dans le convolvulus. C'est un lavement d'eau salée avec une sonde spéciale et en plomb reliée au P +; le P — est une large électrode placée sur le ventre. Le courant continu employé pendant 10′ sera interrompu toutes les 30″ de façon à provoquer des secousses intestinales, violentes et brusques. Les résultats sont excellents; et si un premier lavement électrique ne suffit pas, on peut, à un quart d'heure d'intervalle, recommencer deux et trois fois.

CONTRACTURE, TORTICOLIS. — Contracture *a frigore* du sterno-cléido-mastoïdien... Le *courant continu* avec P + sur la région amène parfois la résolution de la contracture du muscle, sinon il faut réséquer le tendon.

CONTRACTURE HYSTÉRIQUE. — *Courants continus* de préférence aux *induits* vantés autrefois ; P + sur la région contracturée, traitement long, amélioration. *Effluve statique.*

CONVALESCENCES DES MALADIES AIGUËS ou **DES FIÈVRES DÉBILITANTES.** — (V. *Anémie.*)

COQUELUCHE. — *Induction.* — P +, à la nuque ; —, promené partout, sur le larynx, la poitrine, excitation de toute la région : I, assez forte, courant bien ressenti par le sujet ; D, 5′ ; trois fois par jour ; avec intermittences rapides et fil fin ; on modifie le courant suivant la sensibilité de l'endroit qu'on électrise ; jamais désagréable.

L'*ozone* est préférable en inhalations à travers un liquide eucalypté, térébenthiné...

CORNÉE, KÉRATITE PUSTULEUSE, ULCÉREUSE, VASCULAIRE, PANNUS, ABCÈS SUPERFICIEL ET PROFOND DE LA CORNÉE. — Cautériser très légèrement toute la surface de l'abcès ou inciser jusqu'à la sclérotique, selon les cas, avec le cautère galvanique ; prendre un point d'appui sur la tempe ou sur le front, afin que la main qui tient le cautère évite tout mouvement brusque ; grande légèreté de mains.

CORPS ÉTRANGERS MÉTALLIQUES DANS L'ŒIL, LES MUSCLES... LE PHARYNX,... — Les enlever par l'électro-aimant approché. Pour la peau, les doigts, on peut suivre la sortie et la marche de l'aiguille, de l'éclat métallique, avec l'écran fluorescent illuminé aux rayons X. — Pour un sou dans l'œsophage, on opérera de même derrière l'écran fluorescent, avec le panier de Graefe.

COUPEROSE. — Traitement comme pour

le *nævus* (V. ce mot) ou *scarification* électrolytique, la lame de l'instrument tranchant reliée au pôle négatif du courant continu.

COXALGIE. — Constatation de la lésion aux rayons X. Opération.

CRAMPES DES ÉCRIVAINS, DES PIANISTES, DES TÉLÉGRAPHISTES. — Très rebelles à la thérapeutique. *Induction* très préconisée, ou encore *galvanisation* avec P + à la nuque et P — dans une cuvette; I, 10 à 15 mA; D, 10'; matin et soir.

CRAMPES ET SPASMES. — (V. *Paralysie.*)

CYANOSE. — (V. *Respiration artificielle.*)

D

DÉCOLLEMENT DE LA RÉTINE. — *Électrolyse* : P, + à l'endroit intéressé, au moyen de l'aiguille; — en pôle perdu; I, 5 mA; D, 1'; cinq cas guéris en une seule application : courant bien continu, antisepsie rigoureuse de la partie extrême du manche et de l'aiguille; pansement soigné et retiré après cinq jours; le but que l'on s'est proposé, et qui paraît être atteint, est de provoquer une inflammation avec une exsudation en un point de la rétine décollée et d'amener par suite une adhérence ou soudure solide des parties ainsi artificiellement enflammées.

DENTS (*Extraction des*). — 1° *Induction* : interrupteur rapide (452 vibrations à la seconde). Bobine à fil fin : P +, à la pince; —, en pôle perdu, fixé aux bras ou aux avant-bras, jamais dans la main (le sujet pouvant lâcher l'électrode au moment intéressant); I, courant très fort, suivant tolérance; D de l'opération : l'extraction se fait alors sans douleur vive par la série des vibrations de l'instrument dont l'intensité augmente peu à peu. Cette faradisation dentaire est tout à fait efficace quand on la pratique avec un instrument qui saisit bien la dent et n'a de contact qu'avec elle.

2° *Bi-électrolyse* : P +, sur la gencive, constitué par une électrode imbibée d'une solution de cocaïne; —, en pôle perdu; I, 5 à 10 mA; D., 5'; courant bien continu; résultats excellents.

DÉPLACEMENTS UTÉRINS. — (V. *Déviations utérines* : *Antéversion*, *Antéflexion*, *Rétroversion*, *Rétroflexion*.)

DÉPRESSION MÉLANCOLIQUE. — (V. *Aliénation mentale.*)

DERMALGIE ou **HYPERESTHÉSIE CUTANÉE**. — (V. *Douleur.*) — C'est en somme une douleur à faire disparaître.

DERMATOSES. — (V. *Psoriasis*, *Eczémas.*)

DERMOGRAPHIE. — *Courants induits* : courants descendants; I, suivant sensibilité; D, 5′; deux fois par jour; de bons résultats parfois en deux ou trois séances ; plusieurs malades très affectés de ne pouvoir supporter sans douleur le contact des vêtements ou dont la peau se rayait facilement, ont pu être ainsi guéris.

DÉTERMINATION DE LA MORT RÉELLE. — Aucun signe certain autre que la putréfaction. Cependant les Américains ont osé introduire dans le cœur une longue et très fine aiguille qui présente de légers mouvements et stimule le cœur, sans aucun danger, si la vie existe encore chez l'individu. Cette aiguille pourrait peut-être amener dans l'organe un léger courant d'induction qui ferait merveille : c'est là une étude à entreprendre.

DÉVIATION DE LA CLOISON. — *Pyrogalvanie* : Emploi de la gouge électrique portée au rouge sombre : on a vite raison de l'irrégularité de l'organe. *Electrolyse* : P + en pôle perdu sur l'avant-bras ou encore dans la tumeur en même temps que les aiguilles négatives. Celles-ci seront multiples. Si l'électrolyse est bi-polaire, renverser en amenant à zéro et sans secousses les pôles avant de sortir les aiguilles, sinon le P + adhérent déterminerait une hémorragie. On peut encore enfoncer les aiguilles parallèlement au septum en suivant la partie saillante, pas très près de la base des éperons, la — au centre, la + au-dessus ou au dessous. Constater par la fosse opposée, saine, qu'il ne s'échappe pas de gaz et que l'électrolyse est bien faite.

DÉVIATIONS SQUELETTIQUES. — COXALGIE. — ENTORSE. — LUXATIONS. — Faire le diagnostic aux rayons X. Réduire ou opérer ; puis soigner les symptômes : *douleur*, *atrophie*, *paralysie* (V, ces mots).

DÉVIATIONS UTÉRINES (*Antéversion*, *antéflexion*, *rétroversion*, *rétroflexion*). — L'*Induction*, la *pyrogalvanie*, l'*électrolyse*, le *massage gynécologique*, peuvent être employés simultanément. ou séparément en cas d'échec de l'une des méthodes.

Induction : P —, sur le ventre; +, sur ou dans le col avec électrode linéaire ou à capuchon; dans ce cas, maintenir l'organe dans sa position normale et le courant effectue alors un véritable *massage*. Si le corps et le col sont déviés ensemble, la tige centrale intra-utérine sera longue et l'électrode mono-polaire; si le col est seul dévié, l'électrode sera bi-polaire avec tige courte; I, considérable, limitée à la tolérance; D, 5', tous les jours; en dehors des règles; le gros fil et les intermittences lentes sont indiqués, les résultats bons ou nuls, sans qu'il y ait de raison connue; ce courant calme la douleur. On immobilise ensuite l'utérus et le col par des tampons.

Pyrogalvanie : on a prétendu à d'excellents résultats par l'intervention du galvano-cautère, produisant sur la partie allongée du col des tranchées profondes, des stries qui, en éliminant les tissus brûlés, produisent une rétraction favorable. Cautère rouge un peu vif. Antisepsie et tampon glycériné.

Electrolyse : P — dans le col, + sur le ventre; I, 15 à 20 mA; D, 10'; tous les jours, en dehors des règles.

DIABÈTE. — *Courants de haute fréquence*

et haute intensité, statiques, bains hydro-électriques.

DIATHÈSE RHUMATISMALE. — (V. *Rhumatisme.*)

DILATATION DE L'ESTOMAC. — C. *Induction* : P. — dans l'estomac avec une sonde-électrode isolée; — sur l'épigastre; I, suivant la tolérance du sujet, modérée; D, 5′ ; tous les jours; à jeun; intermittences très lentes. Pour faradiser l'estomac, on profite de ses liquides naturels ou on introduit préalablement une certaine quantité de liquide qui sert d'épanouissement au courant, dans l'organe; on peut encore remplir l'estomac de liquide médicamenteux.

Des applications externes du courant d'induction réussissent souvent : P, — sur l'estomac ; — à la nuque, (*ou le contraire*); I, modérée; D, 10′; matin et soir; à jeun; fil fin, intermittences ordinaires.

Le *courant continu* peut être également essayé, avec divers liquides, mais la sonde doit être bien isolée, même à son extrémité, la partie amenant le courant étant logée au fond d'une cavité et les liquides de l'estomac permettant seuls la fermeture du circuit.

DISTRICHIASIS. — Épilation. (V. *Hypertrichose.*)

DOULEUR (*symptôme*). — *Courants continus descendants* : P, + sur la région douloureuse ; — en dessous, en pôle perdu ; I, 10 à 25 mA ; courant bien continu ; l'amélioration est fréquente, la sédation produite est souvent supérieure à celle de la morphine, même dans le cancer.

Vent statique sur la région.

Bi-électrolyse : P, +, imbibé de cocaïne, de morphine, d'hyoscyamine, appliqué sur la région douloureuse; —, en pôle perdu, plus bas; I, 10 à 25 mA; courant bien continu;

Les *douleurs articulaires, musculaires, névralgiques, ovariennes*,...(V. *Rhumatisme*), sont passibles des mêmes applications.

Les *douleurs aux époques* (d'origine nerveuse ou organique) (V. *Aménorrhée*) sont en plus passibles de l'*induction* : P, +, sur le pubis ; —, dans le dos, au bas des reins ; I, courant bien ressenti ; D, 5′ ; F, trois fois par jour ; O, quand la douleur existe ; Q, fil fin, interruptions vives ; on a souvent un apaisement subit de la douleur ; aucune précaution spéciale n'est nécessaire, cette intervention est sans danger.

DYSMÉNORRHÉE. — (V. *Aménorrhée.*)

DYSPEPSIE. — (V. *Dilatation.*) — **HYPO** et **HYPERCHLORHYDRIE**. — *Courants continus et induits, internes ou externes* : P, + dans l'estomac (dans lequel on a introduit une certaine quantité d'eau ou de liquide médicamenteux), *Bi-électrolyse* avec la sonde isolée; —, dans la région épigastrique au moyen d'une grande plaque de 200 à 300 centimètres carrés; I, 4 à 10 mA, ou supportable pour l'induction; D, 5 à 10′, si le sujet supporte bien le courant et la présence de la sonde dans l'œsophage; tous les jours; à jeun; le courant continu doit être bien constant par la plaque fortement appliquée sur l'épiderme. L'amélioration est considérable, parfois totale; éviter toute circonstance qui permettrait à l'électrode interne de toucher la muqueuse et d'y produire une escharre; l'électrode + ne présente d'ailleurs que peu de danger. Pour l'application externe, le P, + sera appliqué sur la région lombaire.

Relever la nutrition par de faibles, fréquentes et courtes inhalations d'ozone, ou par les courants de haute fréquence.

E

ECTROPION. —*Pour la forme paralytique*, employer l'*induction* avec le P + derrière la nuque ou dans la main, du même côté; le —, promené sur le bord de la paupière; I, courant supportable; tous les jours.

Pour l'ectropion sénile siégeant généralement à la paupière inférieure, on emploie les *courants continus* ; P — promené sur la face externe de la paupière ectropionnée avec un petit excitateur; + sur la tempe, du même côté; I, 6 à 10 mA; D, 15'; deux séances par jour à 30' d'intervalle; courant bien continu; bons résultats aidant le traitement des voies lacrymales. (V. *Entropion.*)

ECZÉMA AIGU, CHRONIQUE,... — *Effluve statique.* — Le *bain électro-statique* avec effluvation d'une durée de 25', répété tous les jours, a été indiqué pour la disparition du prurit et la transformation de l'eczéma humide en eczéma sec, la disparition des infiltrations et épaississements cutanés et la guérison.

Les *bains hydro-électriques, bi-électrolytiques* sont plus puissants.

Les *courants de haute fréquence* avec l'effluve monopolaire ont également donné des succès.

S'il s'agit d'un *eczéma de la langue*, d'une *muqueuse*, les *courants continus*, les *effluves statiques* donneront d'excellents résultats. On applique aussi les *courants continus* ; le P + sur la langue au moyen d'une électrode ayant la forme d'un abaisse-langue et une pièce à gorge isolante pouvant être tenue entre les dents; —, en pôle perdu; I, 3 à 10 mA; D, 3 à 10′ suivant tolérance du sujet; tous les jours; courant bien continu.

ÉLÉPHANTIASIS. — *Électrolyse* et *Induction* alternées; P +, à l'aiguille simple ou multiple, enfoncé dans les tissus; —, en pôle perdu; I, 30 à 50 mA; D, 10′; tous les huit jours; traitement long, mais puissant.

ENDOMÉTRITES. — (V. *Métrites.*)

ENGELURES. — *Courants continus* : P, +, en pôle perdu; —, sur la partie malade (par un bain de pieds, pour les pieds; par un tampon promené sur les ailes du nez, pour le nez); I, 5 à 15 mA; D, 6 à 10′; tous les jours.

ENGORGEMENTS. — (V. *Congestion* et *Rhumatisme.*)

ENGOURDISSEMENTS. — (V. *Névrite, Anesthésie, Paralysie.*)

ENTÉRALGIE. — *Douche statique* et *courants continus* avec P + sur la région.

ENTÉRITE. — *Lavement électrique* (V. *Constipation* et *Douleur.*)

ENTORSE. — *Électro-massage* par l'*induc-*

tion ; P +, au-dessus du point malade ; P —, dans la main de l'opérateur qui, de son autre main, masse énergiquement la région ; I, supportable ; D, 5' ; deux fois par jour.

ENTROPION. — *Pyrogalvanie* et *Électrolyse.* Pointes galvaniques appliquées sur la paupière jusqu'au cartilage tarse, le long de son bord libre et à 3 millimètres environ de ce bord, pour redresser. Dans les cas rebelles, on a eu plusieurs succès avec l'*électrolyse.* On introduit sous la peau de la paupière, à une distance de 1 à 3 millimètres du rebord palpébral et parallèlement à ce dernier, une aiguille en acier par laquelle on fait passer pendant quatre à sept minutes un courant galvanique continu de 5 à 8 milliampères. A la suite de cette intervention — après laquelle point n'est besoin d'appliquer de pansement — il se forme sous le tégument palpébral, un trajet tubulaire dont la rétraction cicatricielle a pour effet de relever le bord de la paupière et d'en rectifier ainsi la position. Si au bout de quinze jours l'entropion n'a pas complètement disparu, on procède à une nouvelle ponction électrolytique. (*V. Ectropion.*)

ÉPAISSISSEMENT DU TYMPAN. — (V. *Tympan.*)

ÉPIDIDYMITES. — *Bi-électrolyse* iodo-potassique avec P + sur la région, et le — en pôle perdu; I, 10 à 15 mA; D, 10′; tous les deux jours.

ÉPILATION. — (V. *Hypertrichose.*)

ÉPILEPSIE JAKSONIENNE. — *Électrolyse cérébrale* : P + sur le thorax (plaque large); —, à une aiguille en platine que l'on enfonce dans l'écorce cérébrale, au siège de la lésion; I, 3 mA; D, 3 à 5′; courant bien continu. Il existe un cas de guérison pour une méningo-encéphalite gommeuse. Dans le traitement des épilepsies partielles, l'électrolyse de l'écorce cérébrale remplacera peut-être l'excision de la zone corticale épileptogène.

ÉPILEPSIE SPINALE. — *Courants continus* : P +, à la nuque; au front et dans toute la région avoisinante du bulbe; I, 10 mA; D, 5′; en opérant 10′ d'intervalle après la crise, tous les jours, ou même pendant la crise; courant bien continu; on a cité de rares améliorations.

Courants statiques : Bain *ou* étincelles suivant le résultat obtenu.

ÉPITHÉLIOMA (à son début). — *Pyrogal-*

vanie. — Destruction au galvano-cautère, en ayant soin de dépasser les limites du mal en surface et en profondeur.

Pour la face, on fait intervenir le galvano-cautère s'il existe un bourrelet épidermique trop saillant, épais, résistant. Le galvano-cautère doit être manié légèrement pour permettre seulement aux agents chimiques (bleu de méthylène, acide chromique...) de pénétrer profondément.

Pour la joue, des aiguilles de cuivre rouge (*bi-électrolyse cuprique*) reliées au pôle + ont donné de bons résultats.

Pour la langue, l'électrolyse bi-polaire aurait réussi.

Pour le col, pour l'utérus, l'enlèvement pyro-galvanique ou chirurgical est indiqué.

ÉRYSIPÈLE. — *Bi-électrolyse* à l'hyoscyamine, et P +, sur la région enflammée; —, plus bas; I, 10 à 25 mA; tous les jours.

ÉTRANGLEMENTS DE L'INTESTIN. — (V. *Constipation.*)

EXCROISSANCE. — (V. *Chéloïdes.*)

EXOPHTALMIQUE (Goître). — (V. ce mot.)

EXSUDATS PÉRIUTÉRINS. — (V. *Métrites.*)

EXTRACTION DES DENTS. — (Voir *Dents.*)

F

FATIGUE MUSCULAIRE ET ARTICULAIRE. — *Électro-massage.* (V. *Entorse.*)

FIBROMES. — *Électrolyse simple ou double, à petites* ou *grandes intensités*, partant, avec électrode interne, insoluble ou soluble, entre 25 et 200 mA d'intensité. Large électrode —, en glaise ou en feutre sur le ventre. P + dans le col, enfoncé ou non dans la tumeur, quand cette électrode est en platine; en cuivre, en charbon, en forme de tube avec iodure de potassium, elle est simplement dans le col; I, optimum, 30 à 80 mA; D, 10′; tous les deux ou trois jours, antisepsie rigoureuse des instruments. Si les *hémorrhagies* sont abondantes, les applications polaires positives les diminuent, puis les arrêtent, et peuvent se faire pendant les règles. L'*induction*, avec les pôles placés de même, a également donné de bons résultats. Si, au bout de quelques séances, les symptômes ne sont pas améliorés, l'opération est indiquée.

Quant à la régression, elle n'est pas absolue.

Si le fibrome est **interstitiel**, le traitement électrolytique est le même.

FISSURE A L'ANUS. — *Électrisation continue* avec P + cocaïné dans le rectum, ou mieux *haute fréquence* par le petit solénoïde et applications bi-polaires avec pôle rectal et une plaque sur les muscles fessiers.

FOLIE. — (V. *Aliénation mentale.*)

FOLLICULITE ÉPILANTE. — (V. *Abcès.*)

FONGOSITÉS. — *Pyrogalvanie.*

FOURMILLEMENTS. — (V. *Névrites.*)

FURONCLE. — *Pyrogalvanie* au centre. (V. *Abcès.*)

G

GANGLION INDURÉ, ULCÉRÉ. — (V. *Adénite.*)

GASTRALGIE. — *Douleur* (V. ce mot) de l'estomac.

GINGIVITES. — *Pyrogalvanie*, avec cautères pointus, portés au rouge vif.

GOITRE EXOPHTALMIQUE ou **MALADIE DE BASEDOW.** — *Courants continus :* P —, en pôle perdu; +, très large sur la tumeur; I, 6 à 10 mA; D, 10′; tous les jours et à jeun.

La galvanisation doit porter surtout sur la moelle allongée et cervicale ainsi que sur le nerf pneumo-gastrique au cou. Les résultats sont longs à obtenir mais bons; l'électrolyse négative, dangereuse à cause des escharres, a été aussi préconisée.

On a encore aussi appliqué les *courants continus :* P +, à la région latérale du cou; —, sur la partie antérieure du côté correspondant de la poitrine, de façon à comprendre le trajet du pneumogastrique dans le courant; I, 5 à 20 mA; D, 5 à 6′; trois fois par semaine; courant bien continu.

L'*induction* sur la région, ou précordialement, a donné aussi des succès; on peut l'appliquer avec une électrode circulaire munie d'ouate hydrophile, sur la région précordiale.

L'*électrisation de l'exophtalmie, du facial*, se fait encore en appliquant: le P + induit, au bas de la nuque; le P —, avec une olive vers l'angle de la mâchoire inférieure, entre l'os hyoïde et le bord antérieur du sterno-mastoïdien où on l'enfonce jusqu'à ce qu'on perçoive, par l'intermédiaire du manche de l'excitateur, les pulsations carotidiennes; I, suffisante pour que le muscle peaucier se contracte de façon à faire exécuter une légère grimace à la partie inférieure du visage; 1 à 2′ pour chaque côté; on fait ainsi contracter les muscles sus et sous-hyoïdiens; deux fois par semaine avec le fil fin et des interruptions rythmées. On peut encore poser une sorte de cravate électrodique appliquée sur le goître.

GOUTTE. — *Courants continus* contre la douleur avec larges électrodes positives sur les régions enflammées.

Électrolyse médicamenteuse : P +, dans une solution saturée de carbonate ou de benzoate de lithine ou encore de chlorure de lithium; —, en pôle perdu sur la partie malade; I, 18 à 20 mA; D, 5 à 10′; tous les jours, avec un bain local, froid ou chaud contenant l'électrode active.

Statique : douche ou étincelles.

Électro-fumigation, avec *bi-électrolyse* des symptômes locaux les plus accusés comme plus haut : quand certains troubles viscéraux sont concomitants, on placera en même temps le malade dans une chambre médicamenteuse, d'où la tête, seule, sort. Là, le malade recevra par un appareil approprié, l'*endermophore* ou *dermophore*, de la vapeur térébenthinée, qui, par la sudation qu'elle provoque, pénétrera dans l'organisme. En même temps, de grandes électrodes amèneront un courant descendant sur la région dorsale du patient, électrolyseront quelque peu la vapeur conductrice et créeront une atmosphère médicamenteuse d'une efficacité rapide dans la goutte et l'arthritisme, en général. S'il n'y a que des phénomènes locaux, bi-électrolyse et jet de vapeur térébenthinée par le *dermophore* se feront simultanément pour la région atteinte.

GRANULATIONS DU LARYNX ou du **PHARYNX**. — *Pyrogalvanie* de préférence à l'*électrolyse* bi-polaire exigeant une électrode spéciale et une grande habitude.

GROSSESSE EXTRA-UTÉRINE. — 1° Contre les hémorrhagies : *Courant continu* : P +, dans le col; —, sur le ventre en pôle perdu ; I, 100 à 150 mA; D, 5' ; tous les huit jours; dès le moment de l'apparition. 2° Comme ocytocique : *Induction* : P +, sur abdomen; —, dans le vagin ou le rectum; D, 5 à 10'; lorsque le diagnostic de grossesse extra-utérine est sûr, on tue ainsi le fœtus. 3° Pour obtenir la lithopédiatisation : *Électro-puncture* : deux aiguilles fines dans le kyste fœtal; I, 100 à 150 mA ; D, 5'; dans le premier trimestre si possible, de 2 à 5 applications; souvent succès; antisepsie sévère ; repos absolu après les séances.

H

HÉMATOCÈLE PELVIENNE. — *Électrolyse, Galvanopuncture* : P —, au trocart; P +, sur le ventre en pôle perdu; I, 50 à 60 mA; D, 5'; huit jours après le début; une fois, deux au plus, à quinze jours d'intervalle; éviter les interruptions du courant; antisepsie sévère ; repos absolu.

HÉMATOME. — Tumeur sanguine à ouvrir au galvano-cautère.

HÉMÉRALOPIE et **NYCTALOPIE.** — (V. *Rétinite.*)

HÉMIPLÉGIE, et **PARALYSIES ÉTENDUES.** — (V. ce mot.)

HÉMORRHAGIE CÉRÉBRALE. — (V. *Apoplexie* et *Paralysie.*)

HÉMORRHAGIE POST-PARTUM. — *Bain faradique* : bain de siège avec eau salée à la température de 30°; P +, immergé dans le bain; —, dans un bassin plein d'eau dans lequel le sujet plongeait la main; I, supportable; D, 15'; renouveler suivant les nécessités; courant de gros fil (extra-courant, par exemple). Résultat parfois immédiat.

L'*atonie* de la matrice sera combattue par des applications induites externes.

HÉMORRHAGIES UTÉRINES. — (V. *Fibromes.*) *Courants continus* : P +, sur le col, avec électrode en fer; —, sur le ventre; I, 10 à 30 mA., suivant la sensibilité du sujet et le résultat obtenu; D, 10'; tous les jours; souvent arrêt de l'hémorrhagie dans les six premières séances.

L'*induction* s'emploie même avec d'identiques succès; elle ne doit produire aucune douleur.

HÉMORRHOÏDES. — *Courants continus, Galvano-caustie.*

Courants eontinus : P +, à l'électrode rectale; —, sur la cuisse; I, 10 à 15 mA; D, 5'; 3 fois par semaine; courant bien continu; soulagement presque immédiat.

Pyrogalvanie : Excision à l'anse galvanique sans négliger l'antisepsie rigoureuse.

HERNIE. — C. *Courants continus* : P +, à quelques centimètres de la tumeur ; —, sur la tumeur ; I, 25 à 40 mA ; D, de 2 à 5′, jusqu'à réussite ; à jeun ; augmenter graduellement le courant jusqu'à ce qu'il ne puisse être supporté : dans plusieurs cas, la réduction a été obtenue après quelques essais dans l'intervalle des applications ; ne pas s'attarder et, en cas d'insuccès, faire l'opération.

HOQUET REBELLE. — Faradisation bipolaire de la région ; I, forte ; jusqu'à cessation.

HYDARTHROSE. — *Électrolyse* positive ou *Induction* sur la région ; petites intensités.

HYPERCHLORHYDRIE. — (V. *Dyspepsie*.)

HYPERESTHÉSIE CUTANÉE. — *Courants continus* : P +, imbibé de solutions anesthésiques, sur la région à calmer ; —, en pôle perdu ; I, 10 à 15 mA ; D, 10′ ; tous les jours ; lors ou peu avant l'apparition de la douleur, si elle est discontinue ; si elle est permanente, le moment de l'application est indifférent ; cependant, s'il s'agissait de la peau des régions digestives, il faudrait attendre 3 et 4 heures après le repas.

Effluve, vent électrique sur la région *cutanée*, *laryngée*,...

HYPERHÉMIES. — (V. *Congestion.*)

HYPERIDROSE, PODOBROMIDROSE. (Sécrétion sudorale exagérée de tout ou partie du corps.) — C. *Induction* ; P +, à la nuque ; —, dans la région affectée, ou à toutes les extrémités, si l'affection est généralisée ; I, courant un peu fort, sans douleur ; D, 5 à 10′ ; tous les jours ; en promenant l'électrode inférieure dans toute la région. Il faut chercher à rendre aux nerfs la facilité de constriction : la bi-électrolyse positive, avec maniluve ou pédiluve au bi-chromate de potasse, permet encore d'atteindre ce résultat.

HYPERTRICHOSE.— *Électrolyse négative* avec une aiguille d'or ou de platine introduite dans le follicule pileux et y produisant un petit épilement et une mousse blanchâtre ; si la racine est brûlée, le poil sort facilement avec la pince et muni d'un cylindre hyalin, il ne repousse plus. Les intensités minimes donnent des résultats moins prompts, mais sont généralement bien supportées (5 à 10 mA). Tout d'abord on a employé d'assez *grandes intensités ;* c'est utile pour aller vite quand on est en présence d'une grande quantité de poils, et bien supportées généralement par des sujets bien décidés ou bien éprouvés par ces accidents. On place le P +, dans la main avec une poignée ou une plaque prenant bien le bras et liée dessus; —, à l'aiguille; I, 15 à 25 mA. L'aiguille et la peau peuvent être extérieurement cocaïnées ou réfrigérées par les chlorures d'éthyle ou de méthyle avant chaque introduction. Avec 5 à 8 mA, on va lentement, la durée limitée à la cautérisation du poil. On opère tous les jours, mais en changeant de région, en n'enlevant pas les poils trop voisins; le résultat est toujours parfait, avec un opérateur habile; on antiseptise soigneusement l'aiguille; on met ensuite sur les points opérés un calmant : eau boriquée, glycérolé d'amidon, etc. La petite effervescence survenue par l'application diminue dans les 2 jours.

On peut encore mettre le collecteur de la machine sur le nombre d'éléments qui correspond à peu près au courant dont on veut se servir : 2 à 3 mA (6 éléments au bisulfate de mercure), pour les régions douloureuses, à peau fine et délicate et pour les poils fins; 4 à 5 mA, (8 à 10 éléments) pour les régions dont la peau est épaissie, dure et pour les poils gros et profonds. Lorsque l'aiguille est introduite dans le follicule pileux, la malade saisit le cylindre de charbon qui forme le pôle positif. La destruction est ainsi très vive. Quand on la juge suffisante, on fait lâcher le cylindre à la malade, ou encore un manche interrupteur permet à l'opérateur la même opération, sans recourir à l'intervention de la patiente; on retire alors l'aiguille et on recommence.

Il faut éviter de faire une application sur un même point, avant 3 ou 4 jours et même 8 jours de repos. Chaque opération doit s'étendre à plusieurs régions; il est prudent de n'enlever que 10 ou 15 poils sur un même point.

On peut encore, le galvanomètre étant à zéro, enfoncer l'aiguille, fixée au pôle négatif, jusqu'au fond du bulbe (on a parfaitement la sensation du contact de l'aiguille à ce point), et cette appréciation devient d'autant plus facile par la pratique, le poil est tenu par une pince à épilation de façon à faciliter sa sortie quand il va être cautérisé *chimiquement* et non par le feu; aussitôt l'aiguille mise en place, le collecteur est ramené vivement par un tiers ou par le sujet (quand on emploie les faibles courants), jusqu'à 5, 6, 7 éléments, qui donnent les 5 mA nécessaires (quand le poil est sorti, le collecteur est ramené à zéro, avant de sortir l'aiguille du bulbe).

La méthode la plus simple est de mettre le

courant à l'intensité voulue et d'enfoncer l'aiguille dans les follicules pileux, ce qui les brûle, et d'enlever chaque poil détruit à la pince.

Les *rayons X* ont aussi été essayés et vantés, parce que plus rapides, mais ils occasionnent des dermatites profondes quand ils sont efficaces, et les cicatrices défigurent plus que l'hypertrichose, sinon les poils repoussent chétifs et grêles d'abord, puis plus forts. Le dosage les rendra peut-être, dans l'avenir, sans danger et prévenant tout retour offensif du système pileux.

HYPERTROPHIE DES MUQUEUSES, DES CORNETS. — *Pyrogalvanie :* cocaïner la région, faire sur la partie convexe du cornet et dans toute la longueur des sillons aussi profonds que possible, au moyen d'une pointe ou d'un petit couteau.

Les hémorrhagies étant fréquentes, on tamponne les fosses nasales au moyen d'un coton antiseptique récouvrant toute la partie cautérisée, et préalablement, en faisant une insufflation d'antipyrine qui agit comme hémostatique; ne répéter les cautérisations qu'après la chute ou la guérison des eschares; le cautère au rouge vif. Pour détacher les eschares qui déterminent un écoulement assez abondant du nez, par suite du gonflement de la muqueuse, qui vient se mettre au contact avec la cloison, on fait des badigeonnages avec une solution de glycérine iodée, injections ou pulvérisations antiseptiques et insufflations à la poudre d'aristol jusqu'à cicatrisation.

On peut encore enlever une partie du cornet avec l'anse galvanique. Quand on ne peut arriver à prendre parfaitement une partie de la muqueuse, on a soin de faire passer une fine aiguille à la base de la partie à enlever de manière qu'elle dépasse le tissu hypertrophié, en avant et en arrière. On applique l'anse au-dessous de cette aiguille. *Pour les hypertrophies* de la partie postérieure des cornets, on emploie l'anse galvanique, en ayant soin de lui donner une direction telle qu'elle regarde un peu en dehors et en bas, afin de bien saisir l'extrémité postérieure du cornet. On peut encore employer la canule qui porte l'anse par un léger coude : opérer lentement, au début, afin d'éviter une hémorrhagie abondante.

Électrolyse : anesthésier la muqueuse au chlorhydrate de cocaïne. L'écoulement sanguin est rare. On enfonce une aiguille dans les cornets, jusqu'à la charpente osseuse; P + en pôle perdu, sur l'avant-bras ; —, dans l'aiguille ; I, 10 à 25 mA ; D, 10' ; renouvelé jusqu'à la chute de l'eschare; courant bien continu

Dans les *cornets*, électrolyse bi-polaire appliquée de même. L'hypertrophie de la muqueuse pharyngienne sera combattue par des cautères plats.

HYPERTROPHIES. — Électrolyse positive iodo-potassique de la région; I, supportable; D, 15 à 20′; tous les jours.

HYPOCHLORHYDRIE. — (V. *Dyspepsie.*)

HYSTÉRIE. — (V. *Catalepsie*, *Syncope.*)

I

IMPOTENCE, ou **IMPUISSANCE SEXUELLE**, **FAIBLESSE GÉNITALE**, **ATONIE**. — Suppression des causes, excès, émotions..., repos momentané et absolu des organes· vie végétative; remonter le moral du patient.

Courants continus : P +, à la cuisse; —, promené sous forme de tampon, de l'anus au gland, en modifiant l'intensité suivant la sensibilité des parties électrisées ; I, 10 mA en moyenne; D, 5′ ; tous les jours au moins; courant bien continu; bon, surtout contre la *spermatorrhée;* ou en application générale : P +

à la nuque ; P — sur la région sacrée de la colonne vertébrale. On peut encore promener sur celle-ci le *balai ou pinceau galvanique* relié au pôle négatif. Tirer des *étincelles statiques* dans toute la région sacrée.

Les *courants de haute fréquence*, les *bains faradiques* et les *bains de lumière* agiront avantageusement sur l'état général.

INAPPÉTENCE. — *Bains électriques* et *Ozone.* — (V. *Anémie.*)

INCONTINENCE D'URINE. — *Induction* : P +, à la cuisse ; — dans l'urèthre, au col de la vessie avec une sonde et une olive ; I, moyenne, suivant tolérance ; D, 5′ ; matin et soir ; intermittences lentes (*moyenne vitesse*) ; ou *Faradisation externe*, les deux pôles promenés extérieurement sur la région vésicale.

Courants continus : P —, ou bas de la colonne vertébrale ; —, promené sur la moelle ; I, 15 mA ; D, 15′ ; tous les deux jours ; on a vu des guérisons en trois séances.

Courants statiques induits. — Boule sur la région véssicale. — Ou encore isoler le patient (*bain statique*) et tirer par plusieurs pointes reliées au sol des étincelles de la région.

Ne pas oublier de sonder le patient qui parfois urine par regorgement.

INERTIE. — (V. *Paralysie.*)

INFLUENZA. — *Courants statiques*. (Voir *Neurasthénie*.)

INSOMNIE REBELLE. — (V. *Neurasthénie.*)

INSUFFISANCE VALVULAIRE. — (V. *Cardiopathies.*)

INVAGINATION, ÉTRANGLEMENT, CONVOLVULUS, INTESTINAL. — *Lavement électrique*. (Voir *Constipation.*)

IRIDO-CHOROÏDITE AIGUË. — C. *Continus :* P +, par éponge imbibée de chlorure de sodium vers l'apophyse mastoïde à la région du ganglion cervical supérieur; — (éponge) sur la paupière ; I, 5 mA; D, 15 à 20′; deux fois par jour ; courant bien continu ; la douleur disparaît de la deuxième à la sixième séance.

IRRITATIONS RÉFLEXES. — (Voir *Eczéma, Douleur, Hyperesthésie.*)— *Bi-électrolyse sédative*, C. *continus* P +, cocaïné ou morphiné sur la région irritable ; —, plus bas ; D, 15 à 20′ ; tous les jours, et à jeun si sous la région existe les viscères et l'appareil digestif, sinon à n'importe quel moment.

K

KÉRATITE INTERSTITIELLE ou **PARENCHYMATEUSE, PUSTULEUSE, ULCÉREUSE, VASCULAIRE.** — (V. *Cornée.*)

KYSTES DIVERS, KYSTE SYNOVIAL. — Quand la tumeur est de nature minérale, elle est facilement dissoute par la *bi-électrolyse* iodurée ou lithinée. Dans un cas intéressant, la malade atteinte d'un kyste synovial du poignet cessa le traitement après sept applications quotidiennes de 5′ (les deux pôles entourant la tumeur), sans succès apparent. Au bout de six mois, il y avait une légère cavité au lieu de l'excroissance habituelle.

L

LANGUE (*Ablation de la*). — (V. *Cancer, Épithélioma*). — *Pyrogalvanie.*

LARMOIEMENT REBELLE. — *Pyrogalvanie* : insensibilisation de la conjonctive au moyen de la cocaïne; renversement de la paupière supérieure, le malade regardant fortement en bas et en dedans; cautérisations superficielles ponctuées dans la partie externe du cul-de-sac conjonctival supérieur, à la surface de la glande lacrymale palpébrale; renouveler jusqu'à la guérison ou l'amélioration qui est, du premier coup, considérable.

LARYNGITE CATARRHALE AIGUË. — *Induction* bipolaire sur le cou, extérieurement; ou P +, dans la main ou mieux dans le cou; —, dans le larynx, au moyen d'une électrode spéciale, I, faible; D, 5′; matin et soir; et après la digestion.

Courants statiques : bain ou étincelles suivant le résultat de quelques applications d'essai.

Massage vibratoire : avec moteur électrique et excitateurs. Combinaison avec inhalation ozonée, créosotée, eucalyptée..., par le *broncho-pyle*, surtout dans les cas de sommets pulmonaires..., douteux, de phtisie laryngé.

Pour les *granulations du* **larynx**. — *Électrolyse intra-laryngienne*, avec P + et — à l'aiguille; I, 20 mA; D, 15″ à 2′; 1 à 5 piqûres par séance; deux fois par semaine; et à jeun; le larynx est préalablement anesthésié par la cocaïne; l'opération n'est pas douloureuse, mais provoque à la longue une toux assez violente qui oblige à interrompre la séance.

LÉSIONS CONSÉCUTIVES AUX IN-

FLAMMATIONS. — *Névrites, anesthésies, paralysie.* (V. ces mots). *C. Continus* : P +, représenté par une plaque de 300 à 400 centimètres carrés sur l'épigastre ; —, constitué par une peau de chamois souple et une plaque d'étain posée dessus et sur la partie malade ; I, variable suivant tolérance, l'importance, la profondeur de la partie malade, c'est-à-dire de 4 à 40 mA par centimètre carré d'électrode ; D, 5 à 20′ ; tous les deux jours ; courant bien continu.

LÉSIONS DU NERF ACOUSTIQUE. — *Courants d'induction* : P +, dans la main du sujet ou sur l'apophyse mastoïde ; —, dans le conduit auditif, protégé par un spéculum en bois ou en verre et baigné d'eau salée ou mieux encore d'un morceau de coton hydrophile imbibé d'eau salée.

Courants continus : P + ou —, suivant que la région est bien ou mal irriguée, placé au tragus ; + et — subordonnés, au lobe de l'oreille, sur le cou, du côté opposé, ou dans la main ; I, 2 à 3 mA, pouvant aller en augmentant jusqu'à 10 mA ; D, limitée par l'apparition du vertige qui est toujours précédé de sensations lumineuses, de contractions fibrillaires des peauciers, de salivation, de fourmillement dans la langue ; tous les deux jours ; et après digestion ;

courant bien continu; pour arrêter le courant, ramener doucement à zéro le collecteur.

LÉTHARGIE. — (V. *Catalepsie.*)

LEUCOMES DE LA CORNÉE. — (V. *Taies.*)

LICHEN. — (V. *Eczéma.*)

LIPOME — LOUPES — TUMEURS GRAISSEUSES. — *Électrolyse médicamenteuse* : injection préalable d'iodure de potassium au 1/15; P + et — représentés par des aiguilles enfoncées dans la tumeur: I, 15 à 30 mA, suivant la sensibilité de la région avoisinante; D, 10 à 20′: deux fois par semaine; courant bien continu. La graisse oppose une résistance considérable au courant, qui devient ainsi presque discontinu. Peu à peu, au fur et à mesure que la tumeur diminue de volume et surtout modifie sa constitution intime: les enveloppes membraneuses et conductrices se détruisant et par suite les supports de la graisse n'existant plus, le courant devient plus régulier, moins douloureux, et souvent on entend comme le grésillement de la viande qui pétille, sans que le malade en souffre avant ou après.

Pyrogalvanie par la lame agissant à la façon du bistouri.

LUMBAGO. — *Induction* : I, courant énergique (jamais pénible) ; D, 10' ; à volonté ; courant de fil fin, interruptions moyennes ; la guérison est souvent immédiate. Pour s'assurer si un lumbago est bien guéri, faire passer le courant induit de force moyenne dans la masse charnue. Si cette électrisation n'est pas douloureuse, on peut affirmer la guérison.

Étincelles statiques.

LUPUS. — *Pyrogalvanie* par des petits cautères spéciaux, au rouge vif, et enfoncés *profondément* en sillonnant tout le lupus ; une fois par semaine ; s'il y a de petites hémorrhagies locales, cautériser au crayon de nitrate d'argent.

Bi-électrolyse cuprique : aiguilles de cuivre multiples implantées dans le tubercule cutané et relié au pôle positif, 10 mA, 5' tous les deux jours.

Étincelles statiques ou de haute fréquence unipolaire.

Radiothérapie — Lumière électrique : concentration par un miroir ou une lentille convergente, et une solution violette ou bleue (cupro-ammoniacale) sur la région lupique, des rayons violets chimiques du soleil ou d'un arc voltaïque, quotidiennement, pendant une demi-heure. Supprimer les rayons calorifiques. — *Rayons X* envoyés de même sur le lupus en dirigeant vers la lésion l'anticathode du tube de Crookes. Supprimer le champ électrique par l'interposition entre le tube et le patient d'une lame d'aluminium mise au sol. Ces traitements doivent être longtemps poursuivis, ils exigent de fréquentes séances de 30 à 45'.

LUXATIONS ANCIENNES OU RÉCENTES. — (V. *Paralysie, Rhumatisme.*)

LYMPHANGIOME DE LA JOUE. — *Électrolyse* ; P, + et — dans la joue enfoncés d'un centimètre dans la tumeur ; I, 20 à 50 mA, suivant l'endurance du sujet ; D, 5 à 12' suivant le cas ; attendre la chute des eschares avant de recommencer ; courant bien continu ; il faut parfois vingt-cinq séances ; ces courants sont facilement supportés ; l'amélioration est visible après chaque intervention.

LYMPHATISME. — (V. *Scrofule, Anémie.*)

LYPÉMANIE. — (V. *Folie.*)

M

MALADIE DE BASEDOW. — (V. *Goître exophtalmique.*)

MALADIE DE DUCHENNE. — (V. *Ataxie.*)

MALADIE DE PARKINSON. — (V. *Paralysie agitante.*)

MALADIE DE REYNAUD. — (V. *Sclérodermie.*)

MALADIES PAR ALTÉRATION OU RALENTISSEMENT DE LA NUTRITION. — *Bain statique et ozone.* (V *Anémie.*)

MAMELLES (*Inertie des*). — (V. *Sécrétion lactée.*) — *Induction faible.*

MARCHE (*Troubles de la*). — (V. *Ataxie et Rhumatisme.*)

MÉNINGITE SPINALE, MYÉLITES, etc. — *Galvano-caustique.* — *Pyrogalvanie* : pointes de feu sur la colonne vertébrale.

Courants continus : P + à la nuque ; — tout

le long de la colonne vertébrale en commençant à 5 centimètres du pôle +, et plus particulièrement localisé dans la région des vertèbres douloureuses; I, courants forts, bien ressentis, 15 à 24 mA; plusieurs fois par jour et à jeun, il faut une révulsion énergique; courant bien continu.

Induction des *nerfs vaso-moteurs* (V. ce mot).

MÉTRITE AIGUË, MÉTRITE CHRONIQUE, ENDOMÉTRITES, PÉRIMÉTRITES. — *Courants d'induction* : P, + dans l'utérus; — sur le ventre; D, 5'; I, faible ; tous les jours, quand l'organe est au repos; intermittences moyennes; quelquefois le traitement est court; la faradisation donnant aux vaisseaux la tonicité voulue pour qu'ils se contractent mieux et empêchent la diapédèse des globules blancs.

Électrolyse (modification des tissus) : P + dans l'utérus avec électrode insoluble (au début pendant 5 ou 6 séances) et — ensuite ; on peut encore placer le pôle + à côté du col, l'entourant par l'électrode à capuchon insoluble, mono-polaire ou bi-polaire. Dans les deux cas, l'autre pôle sur le ventre avec une grande plaque feutrée; I, 30 à 150 mA, de préférence 50 à 60 mA; D, 5 à 10' ; tous les jours; quand l'organe est au repos ; courant bien continu;

résultats assez prompts; bien surveiller les effets, et faire reposer après l'application.

Bi-électroyse : injection iodurée dans la cavité utérine au moyen d'un flacon à deux tubulures, l'une reliée à une poire insufflatrice, l'autre à un tube en verre ou celluloïd par où arrive le liquide insufflé; ou tube porte-médicament, relié au P +, avec solution iodo-potassique; — à une grande plaque sur le ventre. L'injection faite, ou les électrodes placées, faire passer le courant, I, 50 mA; D, 15 ou 20′; tous les deux jours.

Induction et courants continus combinés : P+ sur le col; — sur le ventre avec une grande plaque; I, courant bien ressenti par le sujet; D, 10′; tous les jours, pendant le repos de l'organe.

Galvano-puncture : s'il y a suppuration : P + au trocart enfoncé dans la tumeur, *derrière* le col; — sur le ventre; I, 150 à 200 mA; D, 5′; dans l'intervalle des règles; et tous les 10 jours; antisepsie sévère; repos absolu après les ponctions.

Curettage électrique ou pyrogalvanique. Le cautère galvanique, introduit après dilatation préalable, est relié à la fois au pôle — d'un courant continu faible, dit *explorateur* et aux deux pôles du courant cautérisant, *thermique.* Le pôle + du courant explorateur est en pôle perdu, sur le ventre généralement. A chaque point lésé, congestionné de la cavité utérine, le courant faible produit de la douleur qu'accuse la patiente. On presse alors le contact du manche du cautère galvanique plat, il rougit et cautérise; D, 3″; on laisse refroidir ensuite 30″. On recommence pour un autre point l'exploration, puis la cautérisation, opérant ainsi dans l'obscurité de la cavité utérine comme en pleine lumière, grâce à l'électro-diagnostic des points malades ou plus malades, ou même simplement recouvrant des points très lésés. Si on revient sur un point déjà cautérisé, nulle sensation de douleur n'est accusée par la malade sous l'action du courant explorateur, car la brûlure pyrogalvanique est analgésique. Le voisinage s'en trouve amélioré et souvent des salpingites ont ainsi cédé. L'endométrite hémorrhagique est surtout justiciable de ce traitement, comme du curettage ordinaire; c'est dans cette affection que ces deux curettages donnent le plus de succès. Le cautère employé est plat; c'est un fil de platine plusieurs fois enroulé sur lui-même, de façon à être bien plan et à ne pas perforer l'utérus comme l'a fait parfois la curette.

MÉTRORRHAGIES. — (V. *Hémorrhagies.*)

MICROBES. — Le pôle + du courant continu et les courants de haute fréquence passent pour antiseptiques.

MIGRAINES. — (V. *Névralgies.*)

MONOPLÉGIES. — (V. *Paralysies.*)

MUSCLES, AMYOTROPHIES, MYOPATHIES MYOSCLÉROSES, MYALGIES. — Traitement des symptômes, de la *douleur*, de l'*atrophie*, de la *paralysie* (V. ces mots).

MYÉLITES. — (V. *Méningite spinale* et *Nerfs vaso-moteurs.*)

MYÉLOPATHIES. — (V. *Muscles.*)

MYOMES UTÉRINS. — (V. *Fibromes.*)

MYOPATHIES et **MYOSCLÉROSES.** — (V. *Atrophie.*)

MYOSIS. — (V. *Amblyopie.*)

N

NÉPHRITE, ALBUMINURIE. — C. *Bi-électrolyse chlorurée* : P + sur les reins ; —, plus bas; I, 10 mA.; D, 10'; tous les jours; courant bien continu. Agir sur la cause; parfois un *rétrécissement de l'urèthre* (V. ce mot).

NERFS (*Crises de*). — (V. *Catalepsie.*)

NERFS VASO-MOTEURS et **NERF PNEUMOGASTRIQUE**. — La *faradisation thérapeutique* de ces nerfs régit un grand nombre de phénomènes organiques.

Si l'on faradise le bout périphérique du grand sympathique sectionné, on provoque le resserrement des vaisseaux du côté de la lésion; d'où l'indication la plus nette de faradiser le grand sympathique dans tous les cas où il émet des fibres vaso-motrices.

La galvanisation a été longtemps préférée et l'on mettait au cou les réophores. On provoque le resserrement des artères des membres dans diverses affections, en agissant directement sur elles, par leurs fibres vaso-motrices, ou la partie musculeuse de l'artère en la faradisant au sein d'un organe enflammé ou hypérémié. Pour les membres inférieurs, on faradise l'artère fémorale en plaçant les deux réophores d'une bobine entre le vaste interne et les adducteurs. Durée de 5 à 10 minutes.

La faradisation soulage la douleur, abaisse la température locale dans les cas d'inflammation d'origine traumatique, rhumatismale ou syphilitique, dans l'inflammation du genou et de l'articulation tibio-tarsienne. Dans la névrite (inflammatoire non dégénérative) des membres inférieurs, les résultats sont au moins aussi bons ; les douleurs de la sciatique disparaissent ou diminuent. On peut aussi faradiser les ramifications de l'artère fémorale, et la faradisation périphérique vaso-constrictrice n'est impossible, à cause des douleurs trop vives, que dans la névrite du nerf crural et des saphènes.

Dans l'inflammation des tissus du membre supérieur, d'origine quelconque, on peut tenter la faradisation de l'artère brachiale et de ses ramifications. Mais, quant à la névrite du membre supérieur, il faut dire qu'il est, en général, impossible de la traiter par la faradisation de son artère principale, à cause du voisinage des nerfs cubital et médian. Il n'est même pas permis de faradiser l'artère sous-clavière, dans la crainte d'agir sur le plexus brachial, dont l'irritation retentit toujours sur les nerfs atteints de la névrite.

Les centres nerveux et les viscères sont de même accessibles.

Pour une congestion inflammatoire ou non du cerveau, de l'oreille, de la face, on fait agir le courant induit sur la région supérieure du cou; en ce qui concerne la moelle épinière et même pour l'hypérémie des poumons, c'est la région inférieure du cou qu'il faut faradiser.

La faradisation de l'extrémité supérieure du sternum permet d'exciter,par le courant induit, les fibres vaso-motrices contenues dans le plexus de l'aorte thoracique et de provoquer, au moyen du courant induit, le resserrement des vaisseaux dilatés du foie, de la rate, de la matrice, etc.

La faradisation modérée et courte (3 à 10') de la région supérieure du cou s'est montrée efficace contre l'hypérémie de la myringite, du catarrhe de l'oreille moyenne, une céphalalgie accidentelle..., dans un cas, la rougeur pâlissait graduellement, et dans les deux, la douleur cédait.

La faradisation du cou améliore l'hémiplégie cérébrale causée par une hémorrhagie. Après 3, 5, 10 minutes de faradisation, on constate souvent que les mouvements sont plus faciles, le tremblement disparaît, ou il est moins prononcé. L'état du malade est encore meilleur après une série de séances ; mais le succès varie avec chaque cas.

La phtisie à son début est modifiée par la faradisation; la respiration devient plus ample, la poitrine plus sonore, on constate le retour du bruit vésiculaire, grâce à l'excitation du pneumogastrique, par les réophores placés, dans ce cas, au-dessus et au-dessous de la clavicule.

La faradisation de la région claviculaire est le moyen le plus puissant pour combattre la fluxion dans la myélite, et ces effets sont dus au resserrement des vaisseaux dilatés de la moelle épinière ; elle est aussi très efficace dans le tabes dorsal.

Pour faradiser le plexus de l'aorte, on place le réophore actif, qui doit être de petite dimension, au-dessus de la poignée du sternum, sur la ligne médiane ; l'autre réophore est placé sur un point quelconque de la poitrine. Cette opération est indiquée dans l'hypérémie des viscères. Elle est aussi indiquée dans la première période de la coxalgie, les nerfs vaso-moteurs des artères iliaques primitives venant du plexus de l'aorte : hypérémie de la portion vaginale de l'utérus, où la coloration rouge de cette partie pâlit tout à coup au moment du passage du courant ; foies tuméfiés, considérablement diminués de suite ; enfant à coxalgie gauche, et chez qui les séances facilitaient un peu les mouvements et calmaient la douleur.

La faradisation du cou doit être quelquefois complétée par la faradisation du pneumogastrique qui a pour but de modérer l'action excessive du cœur chez les sujets dont le cœur est hypertrophié, chez les sujets irritables ou anémiques.

Dans les cas où la faradisation du cou provoque une action du cœur trop excessive, on ne constate ses bons effets qu'après la faradisation du pneumogastrique. On place le réophore actif à l'articulation sterno-claviculaire, de façon à ne toucher qu'une ligne au-dessus de l'insertion du sterno-cléido-mastoïdien. L'hypertrophie du cœur est une contre-indication pour la faradisation du cou. Le courant ne doit jamais être trop fort, sans cela il excite le centre vaso-dilatateur général, comme l'indique le pouls radial. On commence par un courant *minima* qu'on augmente jusqu'à l'apparition des faibles contractions des muscles sous-cutanés.

Il faut, en général, faradiser un nerf vaso-moteur pendant 3, 5, 10 minutes. On juge de l'effet du courant en observant le pouls de la radiale (faradisation claviculaire), ou le pouls de la carotide. Le pouls de ces artères devient plus ample et ralenti en raison du resserrement de leurs ramifications extrêmes, il est nécessaire d'augmenter l'intensité du courant jusqu'à ce que cette altération du pouls soit incontestable (faradisation supérieure du cou).

NEURASTHÉNIE, PHOBIES, CÉPHALÉES. — De nombreux symptômes et de nombreux moyens : *Courants continus*, ou *galvanisation*, *Induction*, *casque vibrant*. *Statique*, *métallothérapie franklinienne*. *Bains de lumière*.

Courants continus : — 1re *Phase* (dépressive) : P —, à la nuque; +, aux extrémités ; ou P — au front, P + à la nuque ; I, 10 à 20 mA ; D, 5′; F, matin et soir; courant bien continu. 2e *Phase* (excitée) : P, —, à la nuque ; +, tout le long de la colonne vertébrale ; I, 10 20 mA ; D, 5′ ; matin et soir. On peut, comme avec les *Courants d'induction* qui s'appliquent de même, ainsi compléter la *douche statique* qui est le meilleur agent thérapeutique sous forme d'effluves sur la tête, le long de la colonne vertébrale, des régions hyperesthésiées.... Le *bain* électro-statique négatif combiné à la douche positive donne d'excellents résultats.

Le *casque vibrant* s'applique surtout aux symptômes céphaliques, aux vertiges, aux accidents douloureux qui cèdent.

Il faut également soigner les symptômes d'affections locales, causes ou conséquences de la neurasthénie: le massage utérin et les intermittences rythmées du courant continu, contre le relâchement des ligaments larges ; la faradisation intra-utérine contre l'antéflexion ou les autres déviations de l'utérus; les effluvations contre les casques, l'asthénopie accommodative, les douleurs névralgiques ; les étincelles, contre la constipation et tirées dans les fosses iliaques; la friction électrique contre l'amyosthénie, l'impuissance génitale; pour réagir sur les estomacs manifestement dilatés, la faradisation stomacale; contre le ralentissement de la nutrition, les courants généraux de haute fréquence; dans les cas de spermatorrhée, le courant continu.

La *métallothérapie franklinienne et la galvanisation* combinées sont la médication électrique des symptômes, *de calmer* ou *d'exciter*, selon les cas, le malade avec des courants continus ascendants et descendants placés, un pôle à la nuque, l'autre sur le front, les deux pôles étant doucement déplacés de façon à éviter les eschares et les secousses.

Le bain négatif et la douche cérébro-statique positive avec des peignes métalliques divers,en aluminium, en argent,... y sont surajoutés, et continués même s'il y a de l'excitation, du délire, aux premières séances, ce qui donne généralement des signes d'action et d'amélioration rapide.

Les *bains de lumière* vitalisée, de soleil ou de lampes à incandescence nombreuses en un petit espace, sont de puissants agents de force, indiqués contre toutes les débilités.

NÉVRALGIES DIVERSES : FACIA-

LE, DENTAIRE, OVARIQUE, SCIATIQUE, LOMBAIRE, INTERCOSTALE; MIGRAINES, CÉPHALÉES. — C. *Induction, Courants continus, Statiques, Métallothérapie franklinienne, Hypnotisme.*

Induction : P, indifférents, l'un d'eux ou tous les deux appliqués sur la région ; I, plutôt faible ; résultats souvent immédiats.

Courants continus : P,+, sur la partie malade avec rouleau promené ou large plaque feutrée et imbibée de cocaïne ; —, en pôle perdu ; I, 2 à 5 mA ; D, 2 à 3′ ; plusieurs fois par jour, pendant la crise ; courant bien continu ; terminer la séance par dix petites secousses ou interruptions; le balai galvanique donne de bons résultats.

Toutes les minutes on peut suspendre 1′ ; interroger le malade sur l'effet obtenu. La suggestion, vue et *effet* des appareils, aidée de l'hypnotisme, amène quelquefois des résultats plus prompts.

Courants statiques. Vent cérébro-statique ; D, 15, 30, 60′, suivant les sensations du sujet, on se trouve bien généralement de prolonger les séances le plus possible. Des cas rebelles n'ont cédé qu'à des applications de plusieurs heures par jour.

Métallothérapie franklinienne. (V. *Neurasthénie.*)

Pour les *névralgies du plexus sacré* (*sciatique*), les mêmes méthodes sont applicables pour les *courants continus :* on applique le P + au bas des reins ou à l'échancrure sciatique; le — est promené vivement depuis le bas de la cuisse jusqu'à la cheville; I, considérable, 30 mA; et des séances fréquentes. Le massage électro-faradique, les balais galvanique et faradique donnent encore de bons résultats; de même dans les névralgies vésico-uréthrale, ovarique, intercostale (le pôle + dans l'urèthre, dans la vessie avec liquide calmant, dans le col utérin, dans le rectum (chez les vierges), dans le vagin,... enfin le plus près possible du mal, l'autre au-dessus, de façon à comprendre la région dans le courant).

NÉVRITE. — Pour la douleur (V. ce mot), *courants continus descendants* et P + *in loco dolenti.* Pour la *dégénérescence, courants continus ascendants* avec P — sur la région. (V. *Atrophie.*)

Courants descendants : P +, à l'endroit douloureux; —, plus bas; I, faible, 5 à 10 mA, tous les jours, et à volonté; courant bien continu; résultats longs à obtenir. *Courants ascendants* : PP, placés en sens inverses. Mêmes applications.

On peut généraliser les *courants continus* par

le P + en haut de la colonne vertébrale; —, promené sur tout le département du nerf au moyen d'un tampon-rouleau; I, aussi intense que le malade peut la supporter; D, 15′; tous les deux jours. Et même pour l'*induction*, avec interruptions lentes et bobine à gros fil.

NÉVROSES. — Soigner les symptômes, la *douleur*, la *névralgie*, la *paralysie*, la *catalepsie* (V. ces mots).

NODOSITÉS GOUTTEUSES. — *Électrolyse médicamenteuse.* P +, dans un bain local de solution saturée de lithine. (V. *Goutte* et *Rhumatisme.*)

NŒVUS, TACHES ÉRECTILES (taches de vin) et **PIGMENTAIRES**. — *Électrolyse* : P, +, à maintes aiguilles reliées ensemble; —, à une plaque circulaire évidée au centre, de façon à présenter la tumeur dans cette lumière de la plaque; I, selon l'étendue, 5, 10 et même 30, 50 mA; D, 5 à 6′; tous les trois ou quatre jours; la guérison est lente à obtenir, car il faut transformer les tissus sous-jacents également pris; mais l'électrolyse positive donne des résultats sûrs pour le *nœvus vasculaire*; l'*implantation perpendiculaire* des aiguilles vaut mieux que la *transfixion* parallèle à la lésion. Pour le *pigmentaire*, on fera de l'électrolyse bi-polaire; on enlèvera les *poils* (V. *Hypertrichose*); s'il y avait irritation, pulvérisation d'antiseptique, d'eau boriquée; aucune cicatrice ne subsiste, et, à la fin du traitement, il reste à la place des nœvi une peau blanche, lisse et régulière.

NYCTALOPIE. — (V. *Rétinite*.)

O

OBÉSITÉ LOCALE, GÉNÉRALE, NERVEUSE. — Les divers moyens, d'ailleurs puissants et efficaces, *courants continus*, *statiques*, les *bains électriques* (*statique et haute fréquence*), et *hydro-électriques*, l'*ozone* sont à essayer successivement, les obèses réagissant différemment aux divers agents. *Courants continus* : P — à la nuque; + sur le point dont la graisse est à éliminer, par une grande plaque feutrée, imbibée d'iodure de potassium ; I, 10 à 20 mA; D, 10 à 15'; F, tous les jours; O, à jeun; Q, continu sans secousses; R, amélioration, prompte guérison. Le bain hydro-électrique local ou général, avec cloison isolante séparant les pôles, donne de bons résultats; de même le bain de vapeur chargée d'iode avec applications électriques. Le *bain hydro-*

faradique, l'*électro-massage*, la *faradisation* prolongée et locale, réussissent souvent aussi. La *haute fréquence* également puissante; est le *bain* et les *étincelles statiques* ont sur ces précédents moyens l'avantage de pouvoir s'appliquer au malade complètement habillé.

OBLITÉRATION DE LA TROMPE D'EUSTACHE. — *Pyrogalvanie* ou *Électrolyse négative.*

OBSTRUCTION. — OCCLUSION INTESTINALE. — *Lavement électrique.* (V. *Constipation.*)

ŒDÈMES. — (V. *Cardiopathies.*)

ŒIL. — PARALYSIE DES MUSCLES DE L'ŒIL. — VERTIGES. — *Courants d'induction :* P, + à l'apophyse mastoïde, représenté par un petit tampon ; — sur les paupières fermées, du côté du muscle paralysé; I, courant très faible; D, 5′; matin et soir; fil fin et intermittences vives; améliorations. Il est inutile, au préalable, de cocaïner pour rendre le globe oculaire moins sensible, mais il faut employer un graduateur à eau pour mieux doser le courant et le rendre supportable, si l'on utilise les petits appareils d'induction à une seule bobine. L'appareil à chariot produit un courant plus facilement utilisable.

Courants continus : P, + mis en contact avec l'œil fermé par un tampon spécial de quatre centimètres de diamètre : —, contre l'apophyse mastoïde, du même côté; I, 4 mA.; D, 5′; tous les deux jours; éviter à tout prix les interruptions. Les courants électriques sur l'œil ou au voisinage de l'œil peuvent devenir dangereux s'ils ne sont surveillés et appliqués méthodiquement.

ŒSOPHAGE. — *Rétrécissements* (V. ce mot).

ŒSOPHAGISME. — C, *Induction* : P +, du côté du cou; —, de l'autre en appuyant sur la trachée, ou bien + avec olive placée très avant dans le pharynx; —, alternativement de chaque côté du cou; I, moyenne, suivant le sujet; D, 1 à 3′; tous les jours; et à jeun.

ORCHITE. — *Courants continus* : P, —, à la cuisse; +, sur la partie malade; I, 10 mA, suivant tolérance; D, 10′; tous les jours; ou mieux *Bi-électrolyse* : P +, en avant; —, en arrière du testicule sous forme de plaques feutrées imbibées de solution iodurée à 20 %; I, 15 à 20 mA; D, 10′; deux fois par semaine; avec un courant bien continu, diminution progressive de la tumeur et guérison rapide en 5 à 10 séances.

OREILLES. — *Bourdonnements* (V. ce mot).

OVAIRES. — **OVARALGIE.** — (V. *Névralgie.*)

OVARITE CHRONIQUE ou **SUPPURÉE.** — Dans le premier cas, *courants continus* avec P — insoluble dans l'utérus, et large P +, sur le ventre; I, 80 mA; D, 5′; tous les jours, dans l'intervalle des règles.

Galvano-puncture : P +, au trocart en platine et introduit dans la poche; —, sur la région ovarienne; I, 50 mA; D, 5′; bi-quotidienne.

Bi-électrolyse : ponction avec un trocart, aspirer le liquide et introduire une solution de chlorure de magnésium au 1/10; l'organe étant au repos et avec une antisepsie rigoureuse; laisser la canule et la sonde en place jusqu'à ce qu'il n'y ait plus d'écoulement; n'opérer que si la poche proémine vers le vagin.

OZÈNE. — *Électrolyse* au moyen d'un

petit excitateur métallique, P +, sur la muqueuse de la cloison du nez ; —, en pôle perdu ; I, 6 à 15 mA ; D, 6′ ; tous les deux jours ; ou P —, sur la muqueuse, au moyen d'une électrode garnie d'ouate ; +, en pôle perdu ; I, 25 à 40 mA ; D, 15′ ; deux fois par semaine ; la muqueuse atrophiée devient plus vasculaire, la sécrétion est modifiée, l'odeur diminue et quelquefois l'ozène guérit, s'améliore souvent.

P

PACHYDERMIE LARYNGIENNE SYPHILITIQUE. — *Pyrogalvanie* par l'anse galvanique.

Électrolyse : P, + et —, dans une aiguille double ; I, 10 à 15 mA. ; D, 30″ à 1′ ; séances hebdomadaires, mais quatre ou cinq piqûres par séance ; à jeun ; courant bien continu ; dans un cas, après de nombreuses récidives, déjouant toute intervention du galvano-cautère, l'opérateur a réussi, après six séances de piqûres faites à la base des végétations, à produire un élargissement considérable de la glotte et la disparition complète de toute dyspnée.

PALAIS (TROUBLES EN AVALANT LES LIQUIDES, PERTE DE GOUT

PAR SUITE DE BLESSURE D'ARME A FEU). — C. *continus* : P +, sur l'épaule; —, promené dans la bouche sur le palais et extérieurement sur la joue, la mâchoire, les glandes salivaires; I, 5 à 10 mA; D, 5'; matin et soir; et à jeun; courant bien continu.

PALPITATIONS NERVEUSES. — *Courants continus* : P +, sur l'épaule; —, dans la région malade; I, 5 à 10 mA; D, 5 à 10'; deux fois par jour; et la digestion faite, une grande amélioration est souvent la règle.

PALUDISME, FIÈVRE, ENGORGEMENT DU FOIE, CÉPHALÉES. — *Courants descendants*. (V. *Douleur*.)

PANNUS, — (V. *Cornée*.)

PAPILLITE LINGUALE. — *Pyrogalvanie*.

PARALYSIE, ATONIE, PTOSE, INERTIE, — Qu'il s'agisse d'un muscle ou d'un organe interne, l'induction est généralement indiquée. Le siège seul de l'application varie. Les courants continus peuvent combattre l'atrophie. (V. *Atrophie*.) Comme pour les *névralgies* (V. ce mot), l'application essaiera de comprendre entre les pôles du courant et le plus près possible la région paralysée, quelle qu'en soit la cause : *lésions traumatiques*, *alcoolisme*, *maladies toxiques* (diphtérie, dothienentérie, scarlatine, variole, choléra), *sénilité ou hystérie* (pour la vessie, l'œil...), *lésions restreintes*, *musculaires* (d'origine spécifique), *a frigore* (paralysie faciale), *fatigue* des cordes vocales (V. *Aphonie*) ou *Phthisie laryngée*, *congénitale* (paralysie infantile), atonique ou parétique, intestin (V. *Constipation*), *obstétricales*, *partielles* ou *paraplégiques*.

S'il y a dégénérescence, inutile d'électriser, mais revoir le malade tous les mois pour constater si cette réaction a disparu, pour alors commencer l'électrisation.

L'intensité doit être aussi forte que possible, mais la durée du courant très courte (3 à 5'), pour ne pas épuiser par la fatigue la contractilité. Pour la *paralysie faciale*, l'intensité sera faible et progressive, surtout dans le voisinage de l'œil.

PARALYSIE AGITANTE ou *Maladie de Parkinson*. — *Bains électriques*. — *Courants continus* : P, +, à la nuque ; —, au bas de la colonne vertébrale pendant 5' ; ou bien P + à la nuque ; —, dans une cuvette, les mains à côté l'un de l'autre; I, très forte, bien ressentie par le sujet, 20 à 30 mA; D, 15' en tout; matin et soir; quelquefois guérison; se défier des eschares; ajouter *intus* l'hyoscyamine à la dose de 5 ou 6 milligrammes par jour.

Fauteuil trépidant : D, 30 à 60'; tous les jours; l'amélioration se fait généralement sentir dès la cinquième ou sixième séance; elle porte surtout sur les phénomènes douloureux. Aussitôt descendu du fauteuil trépidant, le malade se sent plus léger, il semble que sa raideur ait disparu. Les nuits deviennent bonnes, le sommeil devient calme et réparateur.

Le *massage* bien pratiqué, les courants galvaniques ont paru, dans certains cas, produire une amélioration, mais il est très possible qu'il n'y ait eu que des effets suggestifs.

PARA et **PÉRIMÉTRITES**. — (V. *Métrites.*)

PARAPLÉGIE. — (V. *Paralysie.*)

PARÉSIE. — *Paresse des organes, des cordes vocales...* (V. *Paralysie.*)

PAROSMIE. — *Perversion du sens de l'odorat.* (V. *Anosmie.*)

PAUPIÈRES (*Tumeurs des*). — *Pyrogalvanie* et *Électrolyse*.

PELADE. — *Courants de haute fréquence et de haute intensité* par effluves bi-polaires, très irritantes. On a vanté encore l'induction. (V. *Cheveux*.)

PERFORATION DU TYMPAN. — *Pyrogalvanie :* pointe fine, placé à froid au lieu d'élection, faire passer le courant. Le rouge sombre suffit. — *Électrolyse* : dans le but d'empêcher la fermeture de la perforation, P, — appliqué sous forme de lame fine sur les bords de l'ouverture; +, en pôle perdu sur l'avant-bras ; I, 5 à 10 mA ; D, 3 à 5′ ; 2 fois par semaine ; courant bien continu (les interruptions pouvant amener des malaises).

PÉRIMÉTRITE. — (V. *Métrites*.)

PÉRITYPHLITE. — APPENDICITE. — C. *continus* : P, + sur la région malade ; — sur la cuisse, du même côté ; I, 5 à 10 mA (*faible*) ; D, 30′ en variant les points d'application du pôle + ; tous les jours.

Effluvation et étincelles statiques selon les phénomènes. (V. *Constipation*.)

PHARYNGITE GRANULEUSE, GRANULATIONS, POLYPES DU PHARYNX ou **DU LARYNX.** — *Pyrogalvanie* :

toucher chaque granulation avec la pointe fine d'un cautère plat, sans enfoncer, ou enlever à l'anse galvanique.

Électrolyse bi-polaire par petites aiguilles dans les granulations; I, 10 à 15 mA; D, 50 à 60"; à jeun et une fois par semaine.

PHLÉBITE. — *Courants continus* : avec P. —, sur la région; P + en pôle perdu; I,5 à 10 *m*A, très faible; éviter l'eschare. — *Effluves statiques*. — Procédés infidèles.

PHLEGMONS. — (V. *Abcès*.)

PHOBIES. — (V. *Neurasthénie*.)

PHOSPHÈNES. — Ces phénomènes, points brillants perçus momentanément par l'œil, peuvent être à la fois *objectifs*, produits par l'électrisation, et *subjectifs*, sous la dépendance de la *neurasthénie* (V. ce mot). L'électrisation de la joue, l'épilation au-dessus des canines, en produisent; les courants doivent donc être appliqués avec précaution à la face.

PHTISIE LARYNGÉE. — C. *continus* : P +, à un centimètre environ au-dessus de la clavicule, au niveau de la partie cervicale inférieure du pneumo-gastrique; — au-dessous du maxillaire, sur la partie supérieure du pneumo-gastrique ; I, 5 à 6 mA ; D, 3′ ; 2 fois par jour ; courant bien continu ; quand les cordes vocales examinées au laryngoscope se rapprocheront et auront repris leur tension normale, on pourra considérer le malade comme guéri et cesser le traitement. La durée de celui-ci ne dépasse pas en moyenne 20 à 30 jours ; si les deux cordes vocales sont paralysées, on devra pratiquer alternativement de la même manière l'électrisation des deux pneumo-gastriques, en laissant un intervalle de 5 minutes entre chacune des électrisations. Si les symptômes d'altération de la voix s'accompagnent, comme c'est souvent le cas, de troubles gastriques, pesanteurs d'estomac, vomissements, etc., au lieu de faire passer un courant ascendant dans la portion cervicale du pneumo-gastrique, il sera bon de le faire passer dans toute la longueur du trajet du nerf. Pour cela : P +, au creux épigastrique ; — au-dessous de la mâchoire, au niveau de la portion cervicale inférieure du pneumo-gastrique. (V. *Bronchite.*)

PHTISIE PULMONAIRE. — (V. *Bronchite.*) — *Galvano-cautère. Pointes de feu* sur la poitrine, dans le dos, aux points révélés par l'auscultation, les rayons X...

Courants continus : P +, à la nuque ; —, sur

tout le corps en utilisant le rouleau ; I, 10 à 25 mA ; D, 5′ ; matin et soir ; à jeun.

Cataphorèse et Bi-électrolyse : on fixe le P + à une ventouse à demi remplie d'iodure de potassium créosoté placée sur la caverne même ; —, plaque à l'extrémité diamétralement opposée ; I, 10 à 15 mA ; D, 10′ ; 3 fois par semaine ; à jeun. La difficulté de placer la ventouse sur des individus amaigris et les ecchymoses violettes qui en indiquent la place et qui persistent assez longtemps sont les seuls inconvénients, mais les résultats sont bons.

Courants d'induction : P + et —, dans la région thoracique ; I, courant de moyenne intensité, bien ressenti ; D, 10′ ; tous les jours.

Ozone, en inhalations par appareil spécial, ou par les *courants statiques*.

Rayons X dirigés sur la région, séances quotidiennes de 45 à 60′. (V. *Lupus*.)

Bains de lumière.

PLEURÉSIE SÉREUSE. — *Courants continus* : on évite les eschares par la large électrode + imbibée d'une solution alcaline sur l'épanchement ; la — est trempée de solution acide.

PNEUMATOSE INTESTINALE. — *Bains faradiques. Lavement électrique.*

PNEUMO-GASTRIQUES (*Électrisation des*). — (V. *Nerfs vaso-moteurs.*)

PODOBROMIDROSE. — (V. *Hyperidrose.*)

POILS. — (Voir **HYPERTRICHOSE.**) — *Extraction*, *Épilation*.

POLLUTIONS NOCTURNES ou **SPERMATORRHÉE.** — (V. *Impuissance.*)

POLYPES (*Fosses nasales, larynx,...*). — *Pyrogalvanie*, quel qu'en soit le siège : destruction partielle ou totale par les pointes ou l'anse galvanique. *Électrolyse* bi-polaire ou mono-polaire négative dans la tumeur.

PROSTATITE CHRONIQUE ET HYPERTROPHIE DE LA PROSTATE. — *Bi-électrolyse* positive rectale, avec tube médicamenteux à la solution de chlorhydrate d'ammoniaque ; P, — au périnée ; — ou *Électrolyse bipolaire* par deux aiguilles parallèles implantées dans le tissu hypertrophié — I, 10 à 15 mA ; D, 10 à 15′ ; tous les matins.

PRURITS CUTANÉS, VULVAIRES, REBELLES. — (V. *Eczéma.*) — *Électrolyse* et *Effluvation*.

PSORIASIS. — (V. *Eczéma.*)

PTOSES. — (V. *Paralysie.*)

PTOSIS PARALYTIQUE. — C. *Induction* : P +, sur la tempe, le front, au-dessus et au-dessous des sourcils ; — olivaire, promené sur la paupière ; I, courants faibles ; D, 2′ ou 3′ ; tous les jours ; gros fil ou fil fin.

R

RACHITISME. — (V. *Anémie* et *Atrophie.*)

RECTUM (*Rétrécissement du*). — *Électrolyse et Lavement électrique.* (V. *Rétrécissement* et *Constipation.*)

RESPIRATION ARTIFICIELLE, — Manœuvres mécaniques: soulèvement des bras, massage du thorax et surtout les tractions rythmées de la langue. *Induction* sur le nerf phrénique, le thorax, le larynx.

RÉTENTION D'URINE. — (V. *Incontinence* et *Paralysie.*)

RÉTINITE. — RÉTINITE PIGMEN-

TAIRE. — *Courants continus* : P +, à la nuque ou dans la main; —, promené sur le front; I, 4 à 6 mA; D, 4 à 5′; tous les deux jours; résultats variables.

RÉTRÉCISSEMENTS. — *Urèthre, œsophage, col de l'utérus.* — L'*électrolyse* négative est indiquée, appliquée à une lame (linéaire), à une série d'olives (circulaire), qui brûlent les tissus morbides et établissent ainsi la perméabilité du canal rétréci.

Œsophagolyse, Uréthrolyse, Utérolyse. — Préparation de l'organe par un lavage antiseptique. Détermination de la situation du rétrécissement par une sonde exploratrice ordinaire. Introduction de la lame ou de l'olive amenée à faire contact avec la partie rétrécie —; P, + en pôle perdu... Faire passer le courant. Procéder graduellement (10 à 20 mA). Le malade ne doit accuser que de légères sensations. Appuyer légèrement sur l'extrémité de l'instrument pour en faciliter le passage (durée de quelques secondes à 5, 10, 15,30′, selon la nature et l'ancienneté du rétrécissement). Pour sortir l'instrument, profiter de la voie qu'il s'est faite.

L'*électrolyse circulaire* au moyen d'olives est préférable pour des raisons histologiques : la réparation d'une muqueuse se faisant plus facilement que celle des tissus sous-jacents, c'est-à-dire avec moins de chance de récidive du mal, dont n'est pas exempt, tant s'en faut, l'uréthrotomie. Les sondages ultérieurs sont le plus souvent inutiles.

L'électrolyse est un moyen doux, exempt d'hémorrhagie et de ses conséquences, qui n'aggrave pas l'état du malade et qui donne un résultat immédiat ; elle ne condamne pas au repos ; à peine reste-t-on un jour au lit, encore, si on le peut, et par excès de prudence.

RÉTROFLEXION ET RÉTROVERSION DE L'UTÉRUS. — (V. *Déviations utérines.*)

RHUMATISME ARTICULAIRE, AIGU ou **SUBAIGU, CHRONIQUE, VISCÉRAL**. — *Courants d'induction* : I, moyenne, jamais douloureuse ; D, 5 à 10′ ; trois fois par jour ; fil fin, intermittences moyennes ; la guérison est quelquefois immédiate, quand l'affection est prise au début, parfois longue ; dans le rhumatisme de l'épaule, par exemple, le patient qui éprouve le sentiment d'une épaule démise, accompagnée de lourdeur, de difficulté de certains mouvements, peut avoir besoin de plusieurs semaines de traitement.

Courants continus : P +, sur la région enflammée ; I, 10 à 20 mA ; ils doivent surtout être utilisés concurremment avec les courants induits quand ces derniers paraissent lents dans les résultats ; les électrodes imbibées d'une solution lithinée (*bi-électrolyse*) hâtent la résolution. (V. *Goutte.*) On peut encore, si l'affection a résisté aux traitements précédents, tirer des *étincelles statiques* du point douloureux ; D, 10′ ; résultats moins prompts généralement qu'avec les courants continus, mais soulagement quelquefois plus immédiat.

Bain électrique par courants continus. — Dans les rhumatismes invétérés, bain hydro-électrique : P +, à la main sortie du bain et placée dans une cuvette extérieure, ou en tige rectale isolée extérieurement ; I, 200 à 250 mA ; D, plusieurs heures sans inconvénient ; bi-hebdomadaire ; à jeun ; immédiatement après un bain ainsi préparé, on observe une rougeur considérable de la peau une hypérémie qui peut aller jusqu'à la production d'un exanthème analogue à l'urticaire. L'action est encore hypnotique, calmante, apéritive.

L'application se fait au siège de la lésion articulaire, musculaire, viscérale..., sauf pour les bains hydro-électriques et les courants de haute fréquence qui agissent sur l'état général et surtout chez les chroniques.

RIDES. — *Paralysie* (V. ce mot) et parésie

de la peau. L'*induction* notamment avec des peignes ou des rouleaux particuliers ou l'*électro-massage* donneront d'excellents résultats.

S

SALPINGITE. — *Curettage électrique.* — (V. *Métrites.*) — On constate ainsi que les lésions des annexes de l'utérus sont atteintes (présence du pus), quand un courant de 40 à 50 mA est des plus douloureux ; ces suppurations des annexes sont des contre-indications formelles du traitement électrique ordinaire et lent ; dans les cas douteux, l'abstention est la règle.

La *salpingite catarrhale* (au début) peut être traitée par l'*induction* : P + et — à l'électrode bi-polaire à capuchon et à tige longue ; I, faible ; D, 10 à 30′ ; 2 fois par jour d'abord, puis une fois ; avec le fil fin et les vibrations ordinaires, les trompes se vident souvent ainsi. Dans la période d'état, si la *forme est congestive ou hémorrhagique*, les *courants continus* : P + dans la cavité utérine avec l'électrode insoluble ; — sur le ventre ; I, 30 à 150 mA ; suivant la tolérance de la malade ; D, 10′ ; tous les huit jours ; et dans l'intervalle des règles.

Dans la *forme non hémorrhagique ou chro-*

nique, les mêmes *courants*, avec le P — dans la cavité utérine; le +, sur le ventre et le reste comme précédemment.

La **SALPINGITE CHRONIQUE**, *purulente*, *kystique* se trouvera bien de la *galvano-puncture par le vagin* : P —, au trocart; +, sur le ventre; I, 50 à 150 mA; D, 5′; tous les quinze jours; dans l'intervalle des règles ; l'antisepsie sera sévère et la malade se reposera après l'opération.

SATURNISME. — (V. *Coliques*.)

SCIATIQUE. — (V. *Névralgie*.)

SCLÉRODERMIE, MALADIE DE REYNAUD, ASPYHXIE DES EXTRÉMITÉS, SCLÉROSES LOCALES. — *Courants d'induction* : les P, à peu de distance l'un de l'autre sur la partie dépourvue de circulation; I, faible ; D, 1/2 heure; une fois par jour; bons résultats.

Bains hydro-faradiques : les résultats sont douteux, car on a eu des améliorations spontanées ; cependant on a parfois constaté le retour des plaques, en voie d'amélioration, lors de l'interruption des bains électriques.

Électrolyse : P +, dans la main ou sur une

partie quelconque du corps (*pôle perdu*); —, à l'aiguille simple ou multiple; I, 5 mA; D, 5', en multipliant les piqûres; tous les huit jours; courant bien continu; l'aiguille doit être antiseptisée, puis enfoncée obliquement, sans dépasser le tissu malade, sous peine (comme, du reste, avec un courant trop fort), d'avoir des actions sclérosantes. L'action agit à distance et n'est nullement une action destructive immédiate. L'*électrolyse positive*, l'autre pôle étant placé en pôle perdu, appliquée par plusieurs aiguilles, a également donné avec le temps de bons résultats. On rend ainsi peu à peu la vitalité aux tissus par les modifications chimiques ou circulatoires.

SCLÉROSE (*de la moelle et des cordons*). — (V. *Méningite spinale.*)

SCROFULE. — (V. *Anémie*, *Lupus*, *Syphilis.*)

SÉCRÉTION LACTÉE LANGUISSANTE, SEIN, MAMELLES. — C, *Induction* : P +, promené sur le sein; —, en pôle perdu dans les mains; I, ne produire aucune sensation douloureuse; D, 5'; fréquemment renouvelé après des périodes de repos.

SÉNILITÉ. — La vieillesse s'accompagne

de symptômes possibles à combattre : *paralysies* ou *parésies* cutanées, de *douleurs* articulaires ou nerveuses, d'*anémie*, d'*hypertrophic prostatique*, d'*impuissance* (V. ces mots).

Douche statique et étincelles statiques, courants de haute fréquence, locaux ou généralisés.

Courants continus ascendants avec P — promené sur la région sacrée; +, sur la nuque.

SINUS MAXILLAIRE (*Éclairage du*). — Diagnostic de la *sinusite*. — Petite lampe à incandescence introduite dans la bouche, la lumière dirigée vers le haut, et permettant de distinguer la partie malade.

SPASMES. — C. *Induction* : P +, dans la main; —, dans ou sur la partie affectée, glotte, urèthre, œsophage, vessie..., I, moyenne (sensible, jamais gênante); D, 5'; fil fin, intermittences moyennes.

SPERMATORRHÉE. — (V. *Impuissance.*)

SPINA VENTOSA. — *Pyrogalvanie* avec cautère enfoncé profondément jusqu'à la partie malade; les résultats sont douteux; il faut bien se rendre compte de la situation des vaisseaux sanguins, par le toucher, voire même par le stéthoscope, afin de les éviter.

STÉNOSE. — (V. *Atrophie* et *Rétrécissement.*)

STÉRILITÉ CHEZ LA FEMME, CHEZ L'HOMME. — *Stérilité chez la femme* : V. *Déviations* et *Rétrécissements* qui sont des causes d'imperméabilité ou d'impuissance.

La *stérilité chez l'homme*, quand elle ne s'accompagne pas d'*impuissance* (V. ce mot), provient souvent d'une *orchite* (V. ce mot) double. Il faut alors rétablir la perméabilité du canal épididymaire, encore obstrué par l'épanchement plastique; il est donc urgent de pratiquer, en même temps que les courants indiqués, des frictions résolutives.

SURDITÉ, HYSTÉRIE. — Combattre les lésions, extraire les osselets, opérer les *rétrécissements* du canal de l'oreille, enlever les corps étrangers, les *polypes* de la trompe et du larynx, agir contre les phénomènes (V. les mots soulignés) par les moyens appropriés; puis électriser l'oreille, en modifier l'état trophique ou nerveux par l'application d'un courant continu de moyenne intensité est indiqué : P +, autour de l'oreille, sur la paroi laryngée, ou sur les cordes vocales; —, sur le cou; I, 10 à 15 mA. Le massage vibratoire du tympan par l'induction ou par des actions mécaniques (trépidations par moteur électrique) est également indiqué.

Les *aimants* et l'*hypnotisme* ont encore guéri par simples actions suggestives.

SYCOSIS. — Épilation électrique (V. *Hypertrichose*) empêchant la pousse de la barbe qui provoque généralement une inflammation sycosique.

SYNCOPE. — (V. *Asphyxie.*)

SYPHILIS. — Manifestations cutanées ou état général.

Bain bi-électrolytique: PP, indifféremment; I, 100 à 280 mA; D, 30 à 40'; tous les deux jours; et à jeun; résultats excellents dans les formes graves qui résistent aux moyens thérapeutiques ordinaires ou sont accompagnées de troubles de l'état général, de lésions syphilitiques; mettre 60 à 100 grammes de sublimé ou bi-chlorure de mercure par bain.

T

TABES DORSALIS. — (V. *Ataxie locomotrice.*)

TACHES ÉRECTILES. — (V. *Nœvus.*)

TAIES ET LEUCOMES DE LA CORNÉE. — *Électrolyse* : P + et — au même excitateur ; I, 4 à 6 mA ; D, moins d'une minute ; tous les 8 jours ; courant bien continu ; cocaïne avant l'application ; antisepsie et bandeau occlusif. Le courant est suffisant, lorsqu'aux points métalliques se développe une fine mousse blanchâtre.

TATOUAGES. — (V. *Chéloïdes.*)

TÉGUMENTS (*Flaccidité et mollesse des*). — (V. *Rides.*)

TÉTANIE DES EXTRÉMITÉS, TÉTANOS ou **CONTRACTURE** (V. ce mot). — Courants *continus* ou *induits* avec P — sur la région contracturée non douloureuse, et P + s'il y a hyperesthésie.

TIC CONVULSIF DOULOUREUX ou **NON.** — *Induction* : I, courant faible ou fort selon qu'il y a ou non de la douleur, de même pour le P + de la *Galvanisation* pour la région affectée, le P — étant à la nuque ; I, 3 à 5 mA ; D, 5′ ; deux fois par jour ; courant bien continu.

TOPHUS, TOPHI. — (V. *Nodosités goutteuses.*)

TORTICOLIS. — (V. *Contractures.*)

TRACHOME. — C. *Électrolyse* : P + indifférent; — à l'aiguille active, que l'on applique sur chaque granulation ; I, 3 à 5 mA; D, 1′ sur chaque granulation ou au juger de l'opérateur ; tous les trois jours ; courant bien continu ; au bout de quelques semaines, la conjonctive redevient lisse, souple, de couleur normale, sans jamais présenter de cicatrice ; pour atténuer plus sûrement toutes les granulations, il faut découvrir le cul-de-sac palpébral supérieur au moyen d'une pince à enrouler ou l'exciser. Le traitement agit comme caustique et comme antiseptique.

TREMBLEMENTS DIVERS (V. *Paralysie agitante*). — C. *Induction* : P +, à la nuque ; — sur les divers groupes de muscles du membre atteint ; I, moyenne ; D, 5′ pour chaque groupe ; tous les jours ; bobine à gros fil ; la raideur musculaire et les tremblements cèdent peu à peu.

TRÉPANATION par un petit moteur pouvant fonctionner soit avec des accumulateurs.

soit avec le courant de la ville; il entraîne au moyen d'un cordon, ou transmission souple, de petites scies circulaires qui permettent de faire en un quart d'heure ce que l'on faisait en une heure, avec moins de peine et une bien plus grande précision.

TRICHIASIS. — Épilation. (V. *Hypertrichose.*)

TROMPE D'EUSTACHE (*Névroses des muscles de la*). — *Insuffisance des muscles.* — *Induction* : P + au niveau de la trompe même; — sur les parties latérales du pharynx; I, faible; D, 3 à 6′; tous les jours; gros fil.

TROUBLES CIRCULATOIRES (*Ischémie des extrémités, œdèmes*).— (V. *Cardiopathies.*) — **TROUBLES DE LA FONCTION VÉSICALE**. — (V. *Atonie, Parésie, Paralysie de la vessie, Incontinence.*) — **TROUBLES DE LA PAROLE**. — (V. *Spasmes de la glotte* et *Aphonie rhumatismale.*) — **TROUBLES DU PALAIS**. — (V. *Paralysie* et *Diphtérie.*) — **TROUBLES MENTAUX**. — (V. *Aliénation mentale, Neurasthénie.*) — **TROUBLES MOTEURS EN GÉNÉRAL**. —(V. *Ataxie.*) — **TROUBLES NERVEUX D'ORIGINE UTÉRINE**. — (V. *Neurasthénie.*) — **TROU-**

BLES VISCÉRAUX. — (V. *Goutte* et *Rhumatisme.*) — **TROUBLES PULMONAIRES**. — (V. *Phthisie.*)

TUBERCULOSE. — (V. *Bronchite chronique, Phtisie* et *Lupus.*) — Haute fréquence, inhalations d'ozone, Rayons X, bains de lumière.

TUMEURS DE TOUS GENRES, ADÉNOIDES, KYSTES, LOUPES, VERRUES. — (V. *Abcès, Adénite, Lipome, Fibromes.*) — *Courants continus, Électrolyse et Bi-électrolyse, Pyrogalvanie.* L'*électrolyse* est au premier rang des moyens de destruction des tissus morbides surajoutés à l'organisme.

Courants continus : P + dans la tumeur, avec une aiguille enfoncée profondément; — en pôle perdu; I, 15 à 25 mA; D, 10′; tous les jours; courant bien continu; résultats longs, plus sûrs avec l'*électrolyse bi-polaire* qui doit être préférée quand elle n'est pas trop douloureuse.

Bi-électrolyse · P, +, sur la tumeur, avec dissolution d'iodure de potassium; —, en pôle perdu; ou mieux : faire dans la tumeur une injection de 2 à 3 grammes d'une solution d'iodure de potassium de 10 % et y introduire deux aiguilles communiquant avec chaque pôle; I, 15 à 20 mA; D, 10′; tous les jours; courant bien continu ; il se forme parfois un abcès qui se vide rapidement. La *bi-électrolyse* est iodo-potassique, ou métallique (aiguilles de cuivre, aluminium,...

La *pyrogalvanie* avec un trocart préparant le chemin au galvano-cautère, puis le rougissement du cautère galvanique sert encore à modifier et à détruire les tissus. Ce traitement *pyrogalvanique* peut faire avorter des *abcès* (V. ce mot), des furoncles en voie de formation; pour les *fibromes* (V. ce mot), les *hautes intensités* aujourd'hui à peu près abandonnées en sont une application irrégulière et mal dosée. Les organes supportent admirablement les petites intensités, à durée prolongée, quelle que soit la nature de la tumeur.

Pour les **TUMEURS ÉRECTILES** (V. *Nœvus*).

TYMPAN (*Épaisissement du*). — Se combat avec les *courants continus*. Le P — galvanique est formé par de l'ouate mouillée ou injection liquide dans le conduit de l'oreille, fermé par un bouchon de caoutchouc, au travers duquel passe une petite tige qui vient rejoindre la colonne liquide; l'eschare est ainsi évitée et l'action mieux localisée; + en pôle perdu sur l'avant-bras ; I, 4 à 7 mA ; D, 10'; tous les jours;

on arrive fréquemment à faire ainsi disparaître les opacités du tympan.

Pour la *perforation du tympan.* — *Pyrogalvanie* : emploi du galvano-cautère et d'un petit cautère.

De même pour le *ramollissement du tympan.* — Insufflation préalable dans la caisse par la poire de Politzer. Cautérisation unique de la perforation, du point le plus saillant, ou cautérisations ponctuées multiples, si la relaxation est très étendue ; et, après avoir essayé les astringents ; rouge sombre ; on mesure exactement la distance de l'entrée du pavillon de l'oreille à la membrane, pour ne pas brûler au delà ; boulette d'ouate salicylée, repos à la chambre quarante-huit heures, surveillance.

U

ULCÈRE DE L'ESTOMAC. — *Courants continus, Lavage électrique* : P + dans l'estomac, par un excitateur ; P —, extérieurement dans la même région horizontale ; I, 5 à 10′ ; tous les jours, et à jeun ; on peut emplir l'estomac de bi-carbonate de soude (*bi-électrolyse*).

ULCÈRES VARIQUEUX. — Assurer la cicatrisation par le *vent statique*, l'électrolyse positive et calmante.

V

VAGINISME. — Insuffisance vulvaire. — *Induction* par application intérieure ou extérieure. P +, sur la cuisse avec une grande plaque ; —, dans le vagin ; ou P + sur le ventre ; —, sur la cuisse ; I, faible courant à peine sensible ; D, 30′ ; tous les jours ; ad libitum, sauf pendant les règles ; intermittences vives (fil fin) ; antisepsie.

Galvanisation par P — et courant très faible à l'entrée du vagin.

VARICOCELE. — *Electrolyse* : P +, à l'aiguille active ; —, en pôle perdu ; I, 15 à 30 mA ; D, 5′ à 10′ suivant la tolérance du sujet ; à quinze jours d'intervalle, si toutefois une seconde intervention est jugée nécessaire ; courant bien continu ; antisepsie rigoureuse ; on a conseillé d'employer comme aiguille une aiguille de seringue Pravaz. La seringue servant, par aspiration, à se rendre compte que l'on est bien dans la veine. Cependant, si la veine fuit sous la pointe de l'aiguille de Pravaz, on appuie la pointe de l'aiguille sur le paquet variqueux.

VÉGÉTATIONS. — *Pyrogalvanie* et *Électrolyse négative.*

VERRUES. — *Pyrogalvanie* et *Électrolyse bi-polaire.*

VERTIGES. — (V. *Neurasthénie* et *Dilatation de l'estomac.*)

VESSIE. — (V. *Paralysie, Incontinence* et *Spasmes.*)

VISCÈRES. — (V. *Paralysie, Goutte* et *Rhumatisme.*)

VOIES LACRYMALES (*Rétrécissement des*). — *Électrolyse* : P — à une sonde de Bowmann, introduite dans les voies rétrécies (après dilatation du point lacrymal, et non pas incision de ce point) ; +, dans la narine correspondante, au moyen d'un tampon de peau mouillée d'eau salée ; I, 2 à 4 mA ; D, 2 à 4' ; recommencer s'il y a récidive ; opération délicate, à ne pas entreprendre à la légère ; courant bien continu ; faire préalablement une injection de cocaïne au 10e. Utile pour préparer le cathétérisme ; dangereuse quand on veut obtenir la dilatation par l'action électrolytique seule ; a des vertus antiseptiques très précieuses.

VOMISSEMENTS INCOERCIBLES DE LA GROSSESSE ; REBELLES ou

HYSTÉRIQUES.(V.*Catalepsie*).—*Courants d'induction* : on varie la situation des électrodes, de l'ombilic, à la nuque sur les pneumo-gastriques. Le courant continu descendant appliqué par le P. + sur le pneumo-gastrique droit et le — à gauche ; I, 5 à 15 mA ; aussi longtemps que dure la crise (courant faible, prolongé, séances rapprochées) ; c'est également un remède efficace des vomissements, de premier ordre dans ceux de la grossesse ; dans les vomissements dus à des lésions graves et même mortelles des centres nerveux, l'électrisatiion amène la cessation ou l'atténuation considérable du symptôme ; l'effet du traitement est rapide, et ne nécessite aucune autre médication adjuvante.

Z

ZONA. — Effluve statique ou galvanisation positive de la région, tous les jours ; 15′ ; intensité faible.

PARIS. — IMPRIMERIE F. LEVÉ, RUE CASSETTE, 17.

www.ingramcontent.com/pod-product-compliance
Ingram Content Group UK Ltd.
Pitfield, Milton Keynes, MK11 3LW, UK
UKHW012026240726
13965UKWH00002B/599

9 782011 931320